看護師たちに
知ってほしい！

訪問看護スタッフと利用者さまの

# 心温まる物語

## プロローグ



## 第1章　在宅医療の奇跡



## 第2章　なぜ看護師免許を持っていても自信がないのか？

## 第3章　子育ての味方！訪問看護



## 第4章　訪問看護の魅力

# プロローグ

## 現役の訪問看護師にインタビューしてみました

訪問看護は、とても楽しくやりがいのある仕事です。そのことを全国の看護師の方々に知っていただきたい一心で、この本を作りました。訪問看護で働く看護師は、看護師全体の3・7％でしかありません。

看護師の方々に話をお聞きすると、多くの方が、病気や怪我で困っている人のそばで、じっくりと関わりたいという想いをお持ちです。また、それを実現できるのが、訪問看護であることもご存じです。しかし、訪問看護に対するさまざまな不安が、二の足を踏ませています。

本書では、実際に訪問看護の現場で活躍している看護師の声を集めてみました。登場する看護師たちは、一人ひとり家庭の環境が違ったり、目指すものが違ったり、置かれている状況はさまざまです。そのような多様な人たちが自分のペースで、毎日やりがいをもって訪問している現実を知っていただくことで、不安を払拭し、また大いに希望をもって、私たちと同じ訪問看護の世界に飛び込んで来ていただければ、とてもうれしく思います。

まず、この章では、現役の訪問看護師にインタビューしてみました。お答えいただくのは、「りゅうじん訪問看護ステーション」で長年活躍している、看護師の山田由香里さんです。

山田由香里さんは、3児のお子さんがいらっしゃるママナースです。家事や出産、育児を経験しながら、訪問看護師として働き続けています。

それでは、これまでのことも振り返り、現在の想いを聞いてみましょう。

## Q1 看護師を目指したきっかけは？

小さい時から人を助ける仕事をしたいと思っていたからです。

## Q2 訪問看護をやってみようを思ったきっかけは？

出産を機に救急外来や夜勤での勤務が難しくなり、病院を退職しました。そこで、出産と子育てをするにあたり労働条件を考えたとき、訪問看護が浮かんだことがきっかけです。

でも、「医療から遠のいてしまう」「スキルダウンするのではないか」「白衣ではないユニフォームを着て仕事をする」ということが気になっていました。実は嫌々、訪問看護を選びました。（苦笑）

## Q3 訪問看護ステーションの中でりゅうじんを選んだ決め手は？

病院附属のステーションではなく、株式会社として単体で事業をしているステーションだったことです。病院の名前で仕事をするのではなく、私の名前が看板です。そんな中で一人の看護師として、自分自身の看護技術がどこまで通用するのか試したかったんです。

また、病院では主任・師長などの昇進はできるけど、社長といったような出世はできません。

でも、りゅうじん訪問看護ステーションには、「ナイチンゲール型りゅうじんブルームシステム」という独立支援制度があります。

将来、ブルームパートナーとして独立し、自分の信じる看護を提供する、という夢も持てるところに魅力を感じました。

## Q4 訪問看護を始めるとき、どんな不安がありましたか?

看護技術には自信がありましたが、訪問看護の業務内容がわからないため、漠然とした不安がありました。

また、「スキルダウンしてしまうのではないか?」「本当に子育てと仕事の両立ができるか?」という2点が不安でした。

## Q5 訪問看護を経験したことで自分自身変わったことは?

「看護師になりたい」と夢を持っていた頃の気持ちを思い出して、ようやく夢が叶ったと心の底から実感できたことです。

病院に勤めていた頃は、日々の業務に追われていました。

常に完璧な看護を提供しなければいけない、と気持ちも張っていましたし。

しかし訪問看護は、看護師としての経験を活かして、利用者さまが「その人らしく生きる」ためのお手伝いをするんです。

利用者さまに接することで、人として生きる意味、看護の本質について学んでいることに気づきました。

お金を稼ぐことよりも大切なことですね。

## Q6 忘れられないエピソードは？

大げさかも知れませんが、すべてのケースが色濃くて、忘れられない思い出です。

ただ、訪問看護を始めた頃、治療を拒否している末期がんの男性を数人のチームで対応したときのことは、よく覚えています。

つい自分の思いをぶつけてしまいました。でもその後、ご本人が前向きに治療を受けてくださるようになったんです。
その出来事がきっかけになって、周りのスタッフの認識も変わりました。
「在宅で関わることの意味を理解できた瞬間」は、特に鮮明に残っています。

## Q7 訪問看護をやってよかったと思うことは？

現場のスタッフが生き生きと働いている所を見ることが、自分の働く原動力になっています。訪問看護をやっていてよかったなと思う瞬間です。

あと、「年を重ねる」「生きる」「病気になる」ということを、利用者さま自身が身をもって教えてくださるのを感じたときですね。

## Q8 看護師全体の3・7%しか訪問看護の世界で働いていないことについてどう思いますか？

率直に少ないと感じますね。この訪問看護という世界に、踏み出せない何かがあるのだと思います。

原因として、看護師自身の人間力が乏しいことが大きいのかも…。

ほかにも、「医療の最先端から離れてしまう」「スキルダウンしてしまうのでは？」といったマイナスイメージが大きいこと。

当時の私と同じように、現実を知らない看護師が多いことも影響していると考えられますね。

加えて、訪問看護を知ってもらうための機会やコマーシャルが少ないとも感じます。

本当は、子育て等のライフスタイルに合った働き方や、自分の理想とする看護の自己実現ができるのに。

それが知られていないのは残念に思います。

もっと多くの看護師に知ってもらい、訪問看護の世界で一緒に働きたいです。

## Q9 訪問看護をまだ知らない看護師に伝えたいことは？

食わず嫌いせずにやってみて欲しいです。

病院勤務の看護師は、ミスなく迅速に正確に100点を取らないといけない。でも訪問看護は、その人らしく生きていくことがゴールだから、違う形での看護が提供できることを知って欲しいです。

そして、看護経験が少ない人でも安心して転職先の候補に入れて欲しいですね。看護師にもいろんな人がいますが、利用者さまにもいろいろなタイプの方がいらっしゃいます。

「その人らしく生きることを支える」という軸がぶれなければ、自分の個性を活かしてしっかりと関われているスタッフもいます。

是非チャレンジして欲しいです。

## Q10 山田さんにとって「訪問看護とは？」

「人が幸せになること」
「人生がとても素敵に素晴らしく輝き出すこと」

インタビュイー／山田 由香里 取締役（看護師）
インタビュアー／三嶋 康裕

# 第1章　在宅医療の奇跡

## 訪問看護が奇跡を起こす理由

100人いれば100通りの個性があります。どのような場面においても利用者さまご本人の個性や意思を尊重することが大切です。

それは何でもご本人の好きなようにさせるということではありません。価値観や思いを理解した上でその人らしさを見つけ、話を聞いて悩みや生きがいを理解することが訪問看護の基本だと私たちは考えています。

訪問看護の目標は、利用者さまに毎日を少しでも充実して過ごしてもらうことにあります。

利用者さまに対し、医師、ケアマネージャー、ヘルパーそして訪問看護師などの職種の人たちが、少しでも病気を良くし、安心で安楽な在宅生活を送れるように支援していきます。

たとえ病気で身体が思わしくない状況であっても、「笑顔が増える」「家で過ごせる時間が少しでも持てる」といったその人らしい日々を積み重ねることは尊いものです。

その人らしい日々を積み重ねる中で、訪問看護師が利用者さまの現状を奇跡とも思えるほど、大きく改善させることがしばしばあります。

例えば、自分では決して入浴をしようとしなかった利用者さまが入浴できるようになったり、病院では寝たきりだった利用者さまが歩けるようになったり、といったことが起こるのです。

なぜ、そのようなことが起こるのでしょうか？

それは、訪問看護師が医療的専門知識を持って日々接することにより、生活習慣を正しい方向へ導くことができるからです。

人間の健康状態は生活習慣の積み重ねによって大きく左右されます。

医師やケアマネージャーも利用者さまとコミュニケーションを取ろうと努力していています。

しかし、診察や面談の回数などには時間的制約がありますので、人間関係を深めて利用者さまを理解していくことが難しいのが現状です。

その点、訪問看護や訪問介護は利用者さま宅へ頻繁に伺いますので、その方の様子だけでなく、生来の生活習慣などの健康に非常に大きく関わる部分を知ることができます。

もちろん、はじめから上手くいくことは少なく、訪問看護師の介入を拒否する利用者さまもめずらしくありません。

長年培ってきた生活習慣を変えることは容易ではありませんし、病院と違って生活の場である利用者さま宅に訪問するので、受け入れまで時間がかかる場合もあるからです。

それでも訪問看護師は粘り強く介入を続けていきます。

そうしてようやく住み慣れた自宅で良い生活習慣を送れるようになった利用者さまは、病院で管理されていた頃よりも表情も明るくなり、本来の生命力を取り戻していくのです。

「病院の先生には、敷居が高いからなかなか相談できないけど、気心の知れた看護師さんになら相談しやすい」

「病気や障がいがあっても、住み慣れた家で暮らしたい」

という、利用者さまの気持ちはよくわかります。

利用者さまの本心を引き出して、本当のニーズを引き出すのは訪問看護師にしかできない役割であり、在宅医療の主役は訪問看護師にほかなりません。

訪問看護師が、技術と知識と情熱をもって利用者さまのご自宅へ長期間に渡って訪問を続けることで、これ以上ない人間関係を築き、利用者さまの心を動かし、そして奇跡を起こすのです。

私たちが体験した奇跡のエピソードをご紹介していきます。

## 余命宣告からの復活

30代女性・看護師

「母親が今入院していて。できればそのお見舞いに行きたいんだよね」

あの日、Sさんは穏やかな口調でそう言いました。


Sさんの闘病生活が始まったのは、2018年のこと。

いつも通りの生活の中で、少しずつ体調の変化を感じていたそうです。

ですが、仕事が忙しかったこともあり、結果的に受診を先送りに。

気づいた時には、自分ではどうしようもない状態になっていました。

やっとのことで病院を訪れたSさんに告げられた病名は、皮膚筋炎《ひふきんえん》（膠原病《こうげんびょう》の一種。難病）。

治療の過程で、間質性肺炎も併発してしまいました。

訪問看護の介入が決まり、初めてSさんに会ったのは2018年8月のことです。

当時入院されていたお母さんのお見舞いをしたいという、本人の希望に応えての退院ということでした。

「急変時はDNR（蘇生措置なし）。本人には伝えてないけど、たぶん1週間くらいで再入院せざるを得なくなるんじゃないかな」

退院に際し、入院していた病院からはそんな風に伝えられていました。

看取りの方向との申し送りを受けて訪問しました。しかし、Sさんの気持ちは前向きでした。

定期受診の際、「このまま入院にはなりたくないな。ちゃんと家に帰ってきたい」という言葉も。

間質性肺炎のため呼吸状態も良くなく、少し動くと苦しそうな表情で目を閉じていたSさん。

それでも決して、在宅への希望を捨てずに闘い続けていました。

Sさんへの訪問は毎日。

内服・排泄ケアと、両踵部にできてしまった潰瘍の洗浄・処置が主なケアでした。

薬を飲む。ただそれだけのことでも、全身状態が悪化したSさんには大変で、体力と気力が必要でした。

それでも、在宅療養を継続したい。少しでもよくしたい、という思いで取り組むSさんに、私も応えたい、と思うようになりました。

できることはゆっくりでも自分でする。

苦しいときは無理をしない。

痛いかも知れないけれど、潰瘍部の処置も頑張る。

時に優しく、時に厳しく声をかけながら、一緒に頑張ってきました。

とにかく1日でも長く自宅で過ごして欲しい。

そんな思いからです。


そして何度目かの定期検診の日。

奇跡が起きたのです。


「レントゲンを見たら、肺炎がなくなってたんだって」

Sさんからそう言われた時には、正直、「え、そんなことあるの?」と思いました。

短期間での奇跡的な回復に、担当医さえも不思議がっていたとのことです。

Sさんの呼吸状態は急速に回復していたのです。一時は命の危険があると言われ、看取り方向での退院だったのに。

「奇跡や、奇跡が起きた！」

驚く私にSさんはそう言いました。

「もう大明神さまに足向けて寝られへんわー」

〝大明神さま〟とは、ある訪問看護師のこと。

冗談めかして言いながら、Sさんはとっても嬉しそうに笑いました。

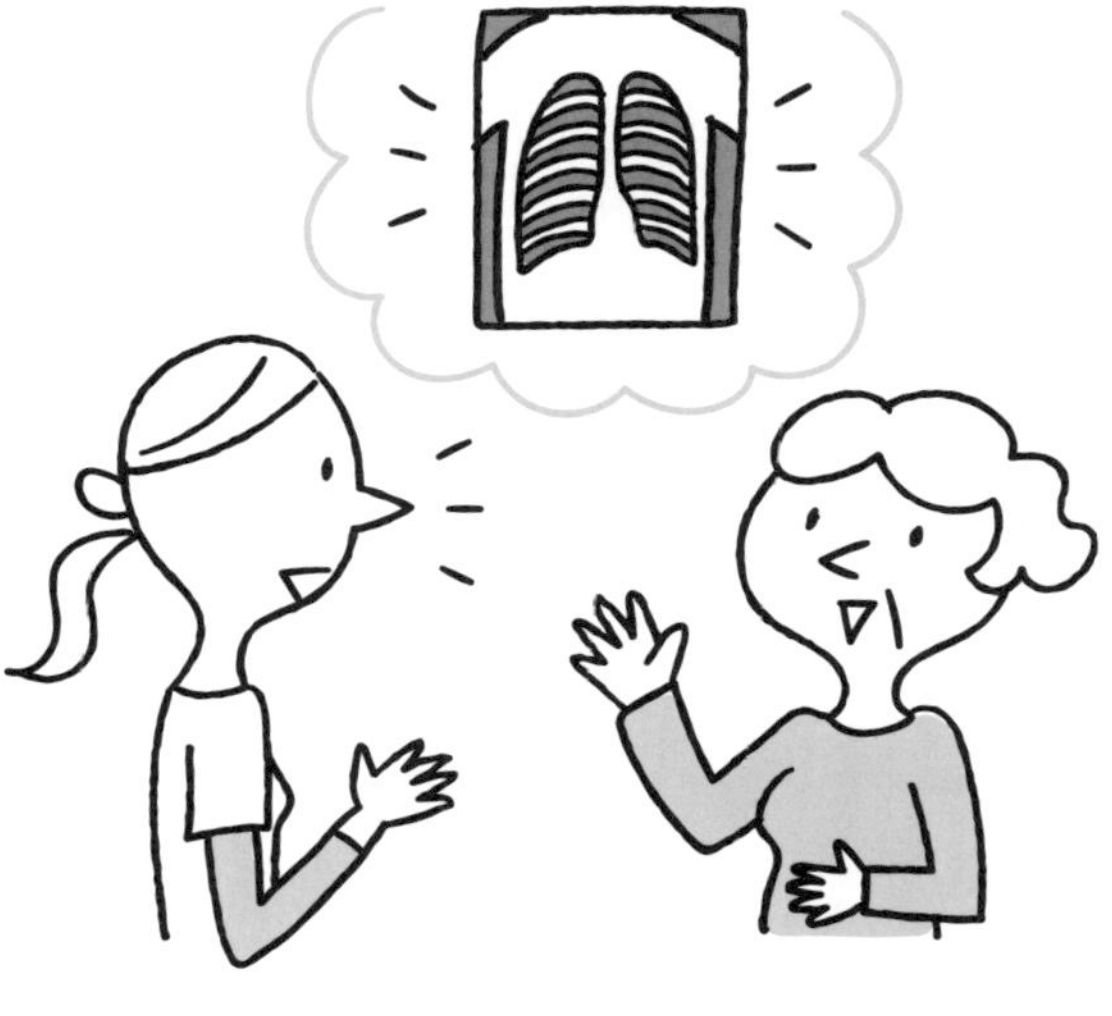

その明るい笑顔を見ていたら、私もどんどん嬉しい気持ちになっていきました。

その後、少しずつ症状も落ち着いてきて、現在はステロイドの減量に取り組んでいます。

両踵部《りょうしょうぶ》の潰瘍も、処置を頑張った結果ずいぶん回復し、今では押しぐるまを押しながら近所を散歩できるほどになりました。

呼吸状態の悪化と傷の痛みから、一時は寝たきり状態であったことを考えると、驚異的な回復です。

できることが増えると、素直に嬉しいという気持ちを見せてくれるSさん。その笑顔を見ていると、SさんがSさんらしい暮らしを送れるということが、とても大切で、そして幸せなことなのだと再認識します。

また、Ｓさんは

「自分は、関わるすべての方に恵まれている」

とおっしゃっておられます。

担当ケアマネさん、担当ヘルパーさん、主治医の先生そしてりゅうじんの看護師とリハビリスタッフ。

「いい人ばかりで本当によかった」

と、みんなに感謝の言葉を送っておられます。

今、Ｓさんが元気なのは、在宅生活に関わる人たちあってのことと、Ｓさん自身が思っておられて、それによって在宅医療のメンバーの連携がうまくとれているのも、良い結果につながっているのだなと感じ、このケアに関われたことをうれしく思います。

これからも、Sさんや、全ての患者さんが納得して明るい気持ちで暮らしていくことができるよう、一人ひとりの患者さんに寄り添い、最善の看護を模索していけたら、と思っています。

## あの夏の入浴介助

30代女性・看護師

Oさんは60代の女性で若年性アルツハイマーを患っていました。認知力低下により、保清《ほせい》（体を清潔に保つこと）への関心が乏しく入浴拒否が続いていました。

私が訪問看護という仕事を始め、Oさんの担当となった時には、1年ほど入浴できていない状況でしたが、試行錯誤しつつアプローチし、成功したケースを紹介します。

Oさんはご主人と二人暮らしでした。日中はご主人がデイサービスに行き、Oさんは一人きり。料理が好きなOさんは台所に立つこともあるようですが、消費期限の切れたものや腐敗してしまっている物の判断ができず、食べてしまうこともあったようです。

私にとって初めての一人での訪問の日が来ました。

予想通り入浴は拒否されたので、一緒に昼食を作ることにしました。少ない食材の中から素麺を見つけ茹でることとなったのですが、鍋に水を張ることやガスコンロの火をつける動作もわからなくなっていたのです。

しかし主婦の記憶が蘇ったのか、Oさんは言いました。

「素麺やったら錦糸卵でも焼こか」

そう言って、卵や砂糖を取り出し、慣れた手つきで卵をかき混ぜ始めました。

フライパンの操作には声かけが必要でしたが、薄焼きにした卵を細く切る包丁さばきに衰えはありません。

「先輩主婦のお料理、勉強になります！」

そう言うと、

「なんでも聞いてや！」

と得意気な笑顔で返してくれるOさん。

保清の機会をうかがいつつ、コミュニケーションを取りながら信頼関係を築いていきました。


ある日、料理中につゆが跳ねてしまい、着替えのチャンスが来ました。

「後でベタついたらあかんので、シャワーしてから着替えましょか」

と声を掛けてみました。

すると、Oさんからは
「そうしよか」

と返事が！

この時の声掛けが動機付けとなって、すんなりとシャワー浴に応じてくれたのだと思います。

半身シャワーだけではありましたが、Oさんに変化が見られた瞬間に嬉しさで一杯になりました。

この日の出来事がきっかけとなり、ほかの看護師とも連携し、「清拭《せいしき》」「洗髪」「シャワー浴」など保清ケアに応じてくれるようになりました。

夏が過ぎ、季節も変わる頃、Oさんとの信頼関係もだいぶ築けてきたと感じていたので、肌寒さも感じ始めたことを理由に、ついにOさんに「お風呂から出て冷えたらあかんから、お湯を張ってみましょか」そう提案すると、Oさんは一瞬私の顔を見た後、笑顔で「そやな」と応じてくださいました。この日初めて入浴介助することができたのです。

その時、Oさんから言われた言葉に私は目頭が熱くなりました。

「暑い中あんたと錦糸卵作ったなぁ」

その頃のOさんといえば、少し前の記憶も危ういほどの状態であったのに、私と過ごした時間を覚えていてくれました。


さらにコミュニケーションを取る中で知り得たことがあります。

それはOさんが本来は季節関係なくお風呂に浸かることを好み、それが習慣であったこと。

Oさんが普段暮らしている生活スタイルを把握するためには、本人の暮らしぶりを見て、感じて、そしてアセスメントすることが重要です。

訪問看護師であったからこそ気づけたことがあり、そこにやりがいを見出した瞬間でした。

二年ほど経過した頃、Oさんのご主人がお亡くなりになったと聞きました。その頃の私はすでにOさんの訪問担当から外れており、ほかの看護師からの情報を得るのみとなっていました。

ある日、久しぶりにOさん宅への訪問が決まりました。直近の様子ではご主人の死により認知症状が進行し、入浴できない日も出てきているとのこと。

インターホンを鳴らしても応答はなく、もう一度鳴らすと、足音が近くで聞こえるだけで玄関までは来てくれません。

「こんにちは！　Oさん、りゅうじんです！」

そう言うと、すぐに私の声に反応しドアを開けてくださり、

「あら、久しぶりやん。生きてたん？」

と、ジョークで私を迎え入れてくれました。

以前に比べてずいぶんと痩せていたことや表情の硬さ、口数の減少も見られたものの、私の顔を覚えていてくれたことに感動しました。

ただ質問に対してはちぐはぐな返答をすることもあり、確実に症状は進行しているような印象でした。

「お風呂で語り合いませんか」

と勧めてみると、最初は「えー」と言いながらも受け入れてくれました。

洗髪などの介助をしながら、Oさんは子育てや旅行の思い出話に花を咲かせ、昔を懐かしみながら、突然こう言いました。

「暑い中、あんたと錦糸卵作ったり、スーパー行ったりしたん、よう覚えてるわぁ」

数ヶ月前、初めてOさん宅を訪問したあの夏の日の思い出。その懐かしい日のことを嬉しそうに語ってくれたのです。

私も嬉しさで胸がいっぱいになりました。

現在は施設に入所されたため訪問は終了していますが、Oさんとの夏の思い出は、私の訪問看護人生においてかけがえのないものとなっています。

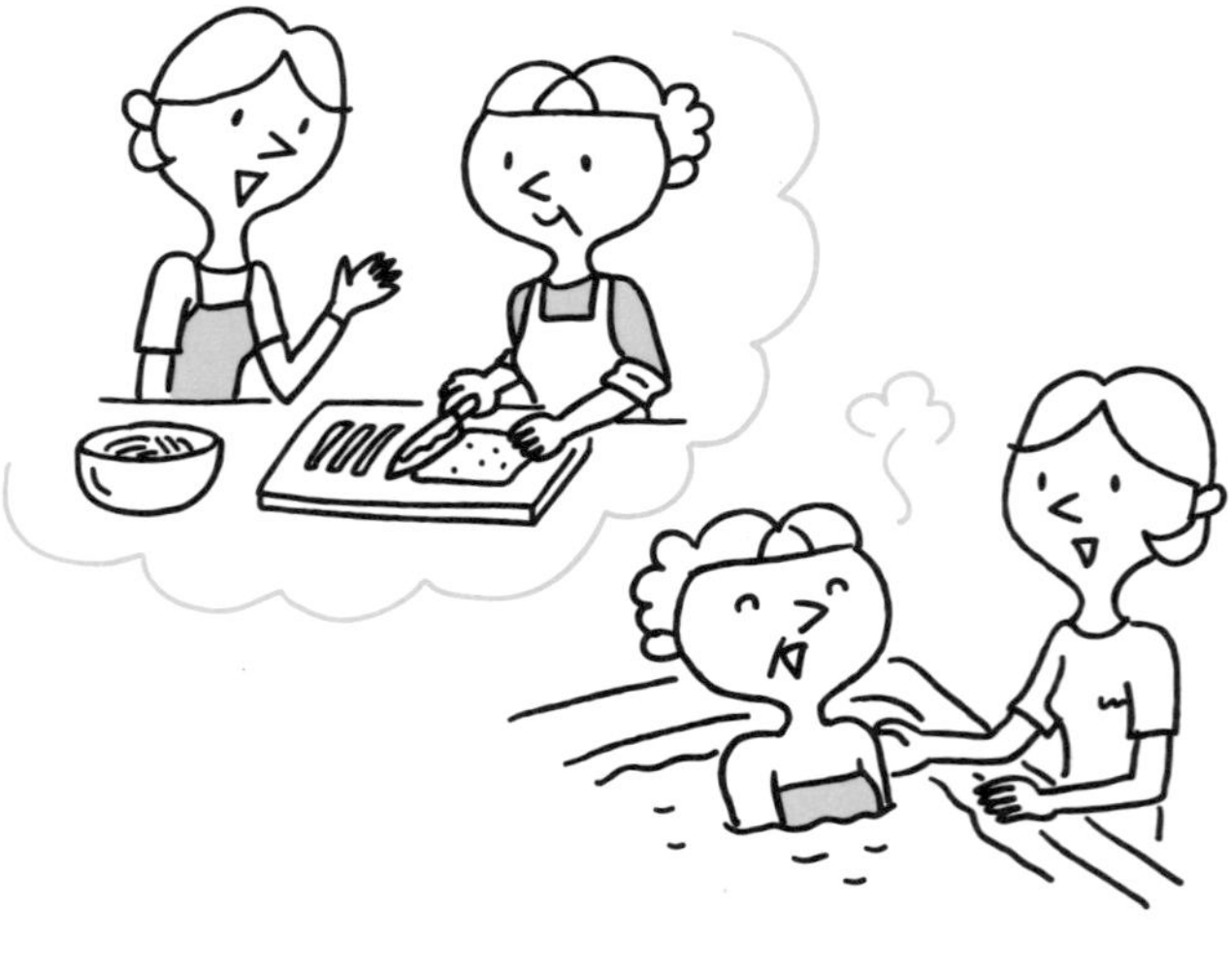

# 第2章

# なぜ看護師免許を持っていても自信がないのか？

## 看護師を惑わす某週刊誌のウソ

あなたは訪問看護に対してどのようなイメージをお持ちでしょうか？

病院に勤務する看護師が抱く訪問看護の労働環境に対するイメージは、実はあまり良くありません。

それを象徴している記事が２０１２年、某有名雑誌に特集されました。

タイトルは、

『夜勤よりひどい激務が待ち受ける「訪問看護」の現場。重症患者を放り出す病院と〝しわ寄せ〟に喘ぐ看護師』

とあり、記事の内容にも

『夜勤が辛くて訪問看護に転身するも、看護師が直面したさらに恐ろしい現場』
『夜勤のない訪問看護に転身したが、激務は変わらなかった』

などの凄惨《せいさん》な文章が並んでいました。

雑誌記事なのである程度キャッチーな言葉を使うことはわかりますが、私たちの感覚からはほど遠い内容です。

この記事に関わらず、当ステーションに面接に来られる看護師の訪問看護に対するイメージは、同じようなものです。

今まで来られた方々の訪問看護へのイメージをまとめてみました。

「訪問看護は、大変な現場だと思います。だって、利用者さんが自分の訪問中に急変されたときに一人で判断しないといけないでしょ」

「夜間対応とか、病院だったら夜勤の看護師がいるけど、訪問看護は全部自分たちで対応しないといけないんでしょ。寝る間もないいんじゃないですか？」

「昔から訪問看護に憧れていましたが、あらゆる状況に対応できる必要があるんですよね。病棟の経験があまりないんですが、大丈夫ですか？」

訪問看護は大変そうだ。

でも、病院では患者さんと関わるといっても、ほんの短時間でしかない。

病院では味わえない、利用者さまの在宅生活に密着した仕事をしてみたい。

こんな覚悟を持って、ご応募いただく看護師がほとんどです。

たしかに、記事が発表された２０１２年頃は訪問看護ステーションや訪問看護師が需要に追いついておらず、激務に疲弊する看護師が多かったのも事実でした。

しかし、その後に診療報酬改定・介護報酬同時改定が行われたのをきっかけに全国の訪問看護ステーション、訪問看護師数は著しい増加をしています。

さらに首都圏では、いわゆる〝ブラック〟な働き方を強要する訪問看護ステーションは生き残れず淘汰され始めているのが正しい現状です。

もちろん訪問看護のお仕事が楽なことばかりだと言っている訳ではありません。

限られた時間で訪問看護を実践する体力や判断力が求められたり、コミュニケーションが難しいと感じる利用者さまに悩んだりする場面もあります。

しかし、それは利用者さまと真剣に向き合っているからこそ生まれる悩みです。

私たちは看護師一人で悩ませることなく、チームとして仲間で悩みを乗り越えていく姿勢を重んじています。

訪問看護を通じて大きなやりがいと成長を実感した看護師の表情からは幸福感がにじみ出ています。

もちろん、オンコールなしの勤務も可能ですので、「心と体を休める時間がない…」ということはありません。

残念ながら、いまなお〝ブラック〟な働き方に苦しむ訪問看護師もいます。

しかし、うちの訪問看護師のように幸せそうな笑顔で勤務している看護師がいることもまた事実です。

私たちは、利用者さまをより良い状態に導くことはもちろん、ステーションで働く看護師も同時に幸せでなければならないと考えています。

ぜひ、あなた自身の目で週刊誌に書かれていた内容が本当であるか、事実と照らし合わせてみてください。

## 実はハードルが高くない訪問看護の世界

実は「将来、訪問看護で働いてみたい！」と心に秘めた思いを持つ看護師は多いです。

「2017年 看護協会 看護職員実態調査」によると、将来働いてみたい職場に訪問看護と回答する看護師が最も多いという事実が明らかにされています。

特に若い看護師ほど訪問看護などの在宅医療・看護に興味を持つ人が多い傾向にあります。

しかし、「訪問看護で働いてみたい！」という思いの一方で、未知の世界である訪問看護はハードルが高いと思い込んでいる看護師が多いのもまた事実です。

当ステーションにも看護師の方々が決死の覚悟を持って、求人にご応募ください ます。

皆さん第一声は、「こんな私ですが訪問看護師として務まるでしょうか?」 です。

応募者さんは希望と不安が入り混じったなんとも言えない表情をしています。


それもそのはず。

看護学校時代の訪問看護の実習は2週間ほどである場合が多く、授業のカリキュラムも病院で働くことを前提とされたような内容になっています。

就職後も、病院で勤務していると在宅看護の様子が想像しにくいですよね。

その上、「○○年以上の病棟経験がないと通用しない」と根拠のない噂まで耳にすることもあれば余計に不安に感じるのでしょう。

そんな応募者さんに、私たちは必ずこう言います。

「今まで、不安を抱えて、それでも訪問看護に挑戦しようとご応募いただいた方がほとんどです。経験年数や経験病棟もさまざまです。

でも、そう言いながら入職してくれた看護師の人たちの中で、〝やってみたけれど、やっぱり訪問看護は、不安だらけなのでやっていけません〟と言って退職された方は、いままで一人もおりませんよ」と。

すると面接に来られた看護師さんの表情からは不安が消え、希望に満ち溢れた目だけが残ります。

もちろん、私たちは精神論だけで安心させようとしているのではありません。充実した教育体制とアットホームな雰囲気で新しい仲間たちを迎え入れています。

病棟で長年経験してきた看護技術であっても在宅で実践するとなると思うようにいかないこともあります。

ですので、まずは先輩看護師と一緒に利用者さんの元へ訪問し、訪問看護の雰囲気を掴んでいただきます。

これを「同行訪問」といいます。

そして一つずつ振り返りをしていくことで違和感を解消していき、徐々に訪問看護に心身ともに慣れていってもらいます。

「訪問看護はすべて一人で判断し実践するもの」という誤解も訪問看護のハードルを高くする要因の一つです。

たしかに、利用者さまの元に訪問するのは看護師一人ですが、ケアの根拠として医師からの訪問看護指示書があります。

訪問看護指示書を元に看護師、理学療法士、ケアマネージャーといった医療職種、そして利用者さまやご家族が協力してケアプランを作成し実践していくのです。

限られた時間の使い方や緊急時の対応などを一人で抱え込むことはありません。

わからないことや迷うことは先輩や仲間と共有して前に進んでいきます。

病棟での看護師の働き方と重なる部分も多いですよね！

「ハードルが高くて訪問看護に踏み込めない」と躊躇される看護師にこそ訪問看護の世界の実際に触れていただきたいと切に願います。

## 訪問看護の現場から生まれる沢山の「楽しい」

30代女性・看護師

訪問看護には看護学生の頃から興味があったが、経験不足を理由に避けていた。

訪問看護は、一人で訪問しなければならない。

「緊急事態になったらどうしよう、医師や看護師にもすぐに助けを呼べないし……」

と思うと、なかなか一歩が踏み出せなかった。

しかし、6年前に祖母を在宅で看取ってから気持ちが変わった。

自宅で聞きなれた音と香りに囲まれて過ごした最後の日々。
病院ではほとんど寝れず、いつも険しい顔をしていた祖母も、家では穏やかな表情でゆっくり眠っていた。

介護する家族もリラックスして、いつも通りに料理したりお風呂入ったり、祖母の近くで昼寝をしたり。
そして、最後の一呼吸を家族に見守られて、祖母は静かに息を引き取った。

「死ではなく、最後まで生を意識して過ごせて、本当によかった」

そう思ったとき、「やっぱり、在宅医療に携わりたい！」という気持ちを抑えきれなくなり、りゅうじん訪問看護ステーションに入社した。
訪問看護を初めて約半年、「仕事のほうはどう？」と聞かれたら、即座に、「とにかく楽しくて仕方ない！」と答えている。

毎日、朝からワクワク。

事務所に出勤したら、必要な物品を鞄に詰めて、自転車の鍵を持って出発！

「Aさんは、今日も私たちが来るのを楽しみに待ってくれている」

そう思うと、雨の日も暑い日も寒い日も全然つらくない。

だって、インターホンを鳴らしたら、Aさんの明るい笑顔が待っているんだから。

こんなにも誰かに必要とされることって、今まであっただろうか。

病棟に勤務しているときは、患者さんに寄り添ってあげられないのが心残りだった。

ケアの途中でも、検査や手術の送り迎えや、医師の処置の介助に呼ばれる。

「あれしなきゃ、これしなきゃ…」と考えているうちに、「緊急入院お願いー！」

と声がかかる。

本当に慌ただしい毎日だった。

「もっとそばにいてあげたいのに…、ごめんね」

いつも心の中でそうつぶやいていた。


でも、今は違う。

30分、60分と決まった訪問時間の間は、一人の利用者さんのためだけにゆっくりとケアができる。

ゆったりお風呂に入っていていただいたり、アロマオイルを使ったマッサージを受けていただいたり、余計なことに気持ちを煩わされることなく、目の前

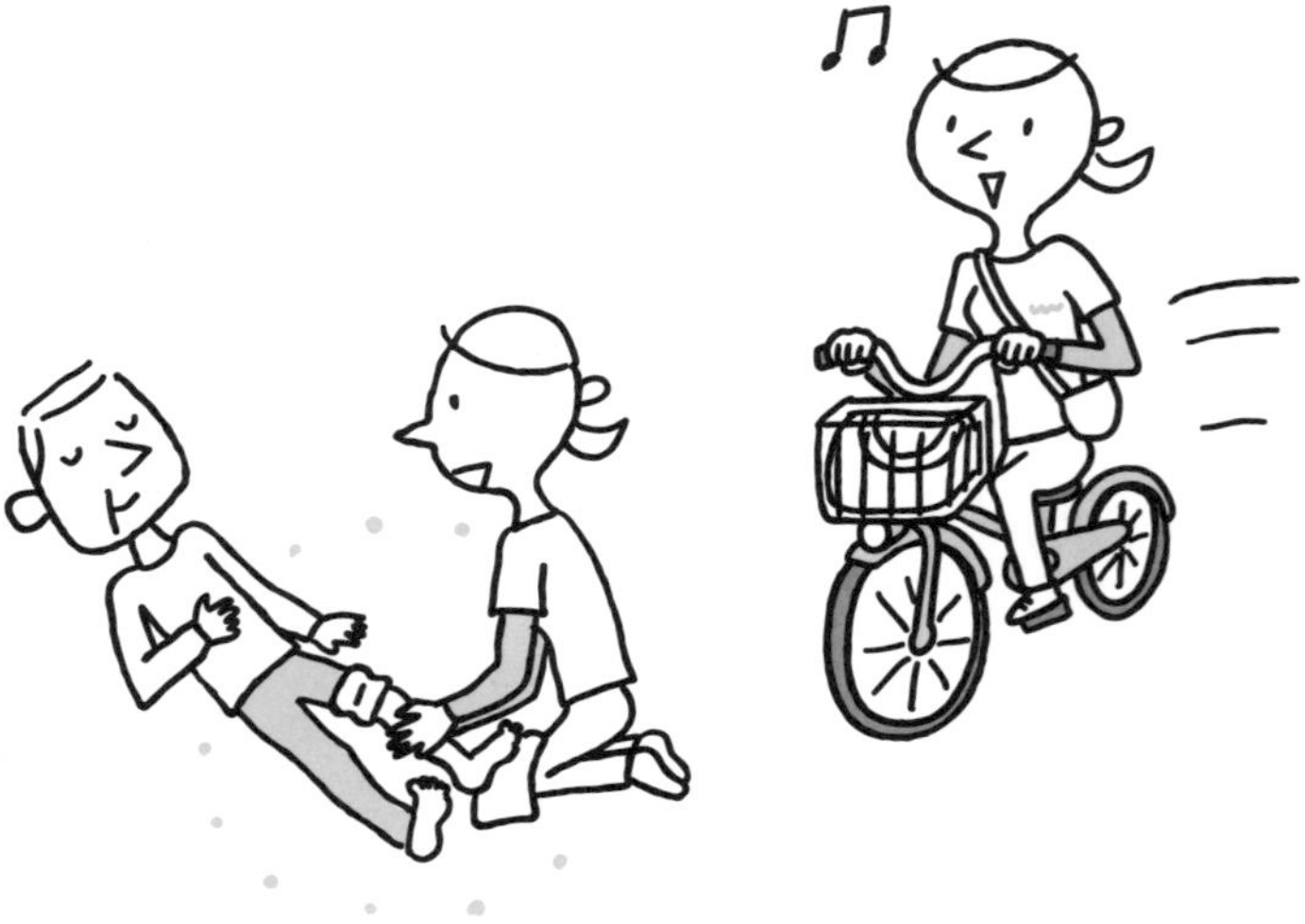

の利用者さんのことだけを考えてあげられる。

「あぁ、私が本当にやりたかったケアはこれなんだ」

と実感。

看護師になってよかったと心から思える毎日を過ごしている。

薬や拘束に頼らず、その人らしく生きるためのケアができるのも、訪問看護の良さだ。

病棟では、夜間のナースコールが頻回なら眠剤を投与し、転倒リスクがあるのに自分で動いてしまう場合や、点滴を自分で抜いてしまう場合は、ベッドに紐で腕をつないだり、センサーマットを置いたりして拘束する。

そんなことを繰り返しているうちに、患者はADLが下がり、活気がなくなり、ついには1日のほとんどを寝て過ごすようになってしまう。

「これって、本当に看護なの？」
「本当に患者のための処置なの？」
「仕方がないって、看護師の言い訳じゃないの？」

毎日私を苦しめてきた、そんな心の葛藤。
訪問看護を始めて、もう悩まされることはなくなった。

訪問看護では、目の前の利用者さんのことだけを考えてあげられる。
利用者さんも、自分のことだけを考えて、自分らしく過ごせる。

不眠の方には、ラベンダーのアロマオイルで足浴をしたり、話をしながらゆったり散歩したり。

トイレまで歩いていくのが難しければ、無理に車椅子を使わず、這って行ってもいい。

慣れた自宅での自然体の暮らしを、看護師がそっとサポートする。

薬や拘束に頼らず、その人らしさを大事にする訪問看護に、看護師として大きなやりがいを感じている。

「訪問看護って大変でしょ？」

とよく言われる。

確かに、大変なこともある。でも、苦だと思ったことは一度もない。

私の訪問を楽しみに待ってくれる利用者さんがいる。

新人の私を、笑顔で支えてくれる心温かい仲間もいる。

訪問看護の仕事はとても楽しい！　やりがいがある！

まだ始めたばかりだけれど、もうこんなにも沢山の「楽しい」に囲まれている。

これからもっともっと沢山の「楽しい」を見つけていきたい。

## 興味がある分野、得意分野を活かせる現場

40代女性・看護師

看護師1年目。

初めての配属先となったＩＣＵと脳神経外科は、毎日が慌ただしく、さながら運動会のようでしたが、やりがいを感じられる職場でした。

すっかり急性期が好きになった私は、第一子妊娠を機に退職するまで、10年以上をＩＣＵで過ごしました。

幸いなことに、退職後は２人の子供に恵まれました。

子供と過ごす時間もまた運動会のように慌ただしく、喜びと驚きに満ちていましたが、ＩＣＵで感じたあのやりがいが忘れられず、下の子が1歳になった

時に再就職を考えました。

もちろん、復帰先は急性期の病院を希望しましたが、子育てとの両立を考えた時、大きな壁が私の前に立ちはだかりました。勤務時間の制限です。

病院は朝の出社時間が早く、保育園の送り迎えを考えると現実的ではありません。かといって診療所は昼までしか働けないため、こちらも希望とはかけ離れていました。

そんな時、インターネット求人で「訪問看護ステーション」の募集を見つけたのです。

勤務時間はまさに希望通り。

でも、病院や診療所勤務とは違い、訪問看護はすべて一人で判断しなければなりません。

介護に関してはまったくの専門外だったこともあり、自分でもやっていけるのかと大きな不安を感じていました。

相談しようにも訪問看護で働いている友人がおらず、悩みに悩みましたが、

「とりあえずやってみよう！」

と一念発起して訪問看護の道に飛び込みました。

実際に働き始めると、私はすぐに訪問看護の魅力に気づきました。

病院では治療を最優先していましたが、訪問看護は〝利用者さまがその人らしく生活するための援助〟を一緒に考え、看護することに重点を置いています。

また、困った時にはほかのスタッフに相談できますし、複数人での訪問看護も多かったため、〝すべて一人で対応しなければならない〟という不安もすぐに解消されました。

かねてより、栄養や摂食分野に興味があった私は、病院でもＮＳＴ（栄養サポートチーム）に力を注いできました。

訪問看護でもそこで得た知識を活かし、嚥下《えんげ》訓練や栄養指導などを行っています。


一例として、３歳男児。

気管切開をしており唾液も嚥下できておらず、胃ろう増設しています。

誤嚥《ごえん》により酸素を取り込むのが難しくなるため、経口摂取は不可能でしたが、食べたい思いを強く抱いていらっしゃいました。

そこで、真似をすることが上手になったタイミングで、うがいの練習や間接嚥下訓練を行い、少しでも食べられるように介入することにしました。

まだ経口摂取はできていませんが、少しずつできることが増え、お母様も喜んでおられます。

もう一例は、5歳男児。

離乳食は食べられますが、常食は食べず。

来年の小学校入学までに、少しでも給食を食べられるようになって欲しいとお母様が希望されていました。

そこで、毎日直接嚥下訓練を行うことに。

今ではご飯やパンも少しずつ食べられるようになっています。


利用者さまの生活に直接関わり、利用者さまと関係性を築いていくなかで、自分自身の姿を重ね合わせ、人間や人生についてより深く学ぶことができる。

そうした経験も、訪問看護の魅力であると感じています。

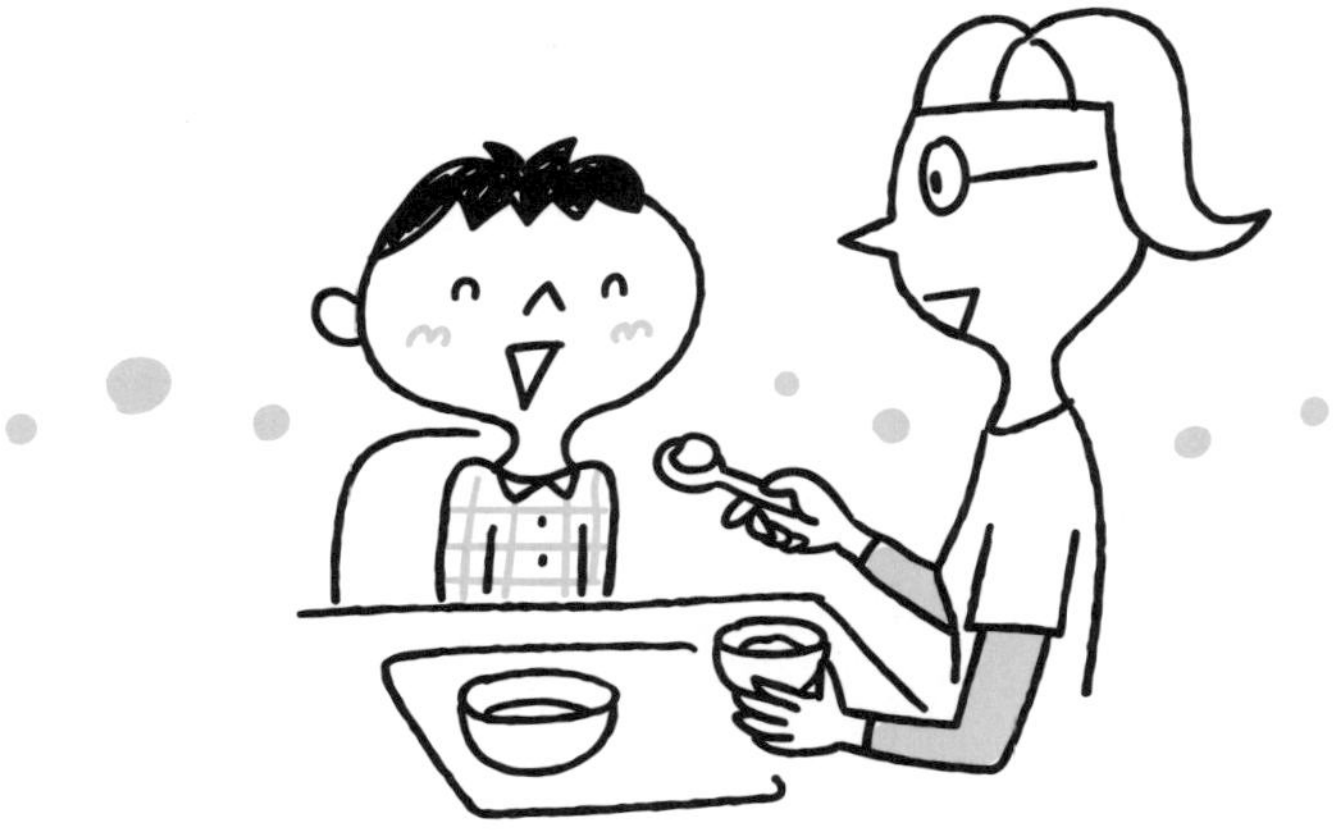

# 第３章

# 子育ての味方！ 訪問看護

## 仕事のために子育てを犠牲にする時代は古い

1985年に「男女雇用機会均等法」が制定されたことをきっかけに女性の社会進出が意識され始めました。

〝男性が働きに出て、女性が家を守る〟という昭和の価値観から、〝女性も社会進出をしていく〟という平成の価値観への移行が見られています。

実際に平成の30年間において女性の就業率は右肩上がりの推移をしてきました。

今では専業主婦の方が少数派となっています。

念願の女性の社会進出の実現が近づいてきたと感じますよね。

しかしその一方で、働きながら子育てをしなければならない女性の苦悩が新たな問題として現れました。

平成の30年間で女性の社会進出は大きく歩を進めましたが、出産・育児との両立は重視されていません。

仕事のために子育てを犠牲にしてきた女性からはこのような悲痛の叫びを口にします。

「仕事と子育ての両立が難しい…」

「フルタイムで働いているととてもじゃないけど出産なんて考えられない」

「面接の時に妊娠の予定を聞かれたり、育児休暇の取得をするなと遠回しにプレッシャーをかけられたりして不快だった」

「仕事と家庭が忙しくてスキルアップに割ける時間がない」

女性の多い看護職であれば共感して暗い気持ちになってしまう方も多いのではないでしょうか。

現在の日本において、女性は子供を産んだ時点で選択の余地は少なく、場合によっては仕事をあきらめざるを得ない状況が社会問題にまでなっています。特に医療の現場は、ハードワークに加えて夜勤もあるため、子育てをする母親にとってあまりにも負担が大きいものです。そのため、子育てのためにせっかく志した看護職から離れてしまい、ブランクによって復帰しにくい状況に追い込まれることはよく耳にする話です。

年号は変わり令和になりました。私たちは仕事のために子育てを犠牲にして、ママナースがもどかしい思いをする時代は平成で終わらせたいと強く願っています。そして、ママナースが訪問看護でいきいきと働くための環境を整えています。訪問看護は、ママナースが仕事と子育てを両立させるにふさわしい仕事です。理由は二つあります。

理由の一つ目は、第2章でお伝えした、一般の看護師たちのイメージと違い、子育てしながらも働ける時間帯に合わせて、効率よく勤務できるということです。

訪問時間がきっちりと決まっている訪問看護は残業が発生しにくく、保育園のお迎えの時間に間に合わなくなることは滅多にありません。

また、家庭の状況に合わせて訪問件数を調整し、働く時間も調整しやすいこともママナースにとって嬉しいポイントですよね。

理由の二つ目は、子育ての経験が訪問看護に活かせることとです。

仕事と子育てに追われてスキルアップの機会がなかなか持てないことに悩むママナースも多いですよね。

訪問看護は、最先端の医療を駆使するものではありませんが、人の本質に寄り添って、人を看ていく仕事になります。

利用者さまそれぞれに病状や環境が違う中で、コミュニケーションを取りながら、その人なりの正解を見つけていくことが必要です。

子育ても、親の思うようにならない中で試行錯誤しながら育てていくという意味において、訪問看護と重なる部分も多いのです。

ですので、子育ての経験がそのまま訪問看護に活かされ、逆に訪問看護の経験が子育てに活かされる場面が多々あります。

先端医療とは違った人間性や社会性を成長させる仕事といえますので、焦ることなく仕事と子育てに真剣に向き合うことができますよね。

子育てを仕事の足かせとするのではなく、仕事との相乗効果と前向きにとらえられるのが訪問看護なのです。

論より証拠。

実際に私たちと一緒にいきいきと働くママナースたちの声を聞いてみましょう！

## 利用者さまと現場の距離が近いからこそ実現可能な仕事と子育ての両立

30代女性・看護師

仕事と子育ての両立、それは私にとって大きな課題です。訪問看護は、妊娠・出産すると辞めなくてはならない仕事だと思っていました。子どもはよく急に熱を出すと耳にしていたし、急な欠員が出ると、その負担がほかのスタッフにかかってしまい迷惑になるからです。一人のスタッフが一人の利用者さまのお宅へ訪問する訪問看護では、なおさらだと思っていました。

そんな中、社長からまるで当然のように、

「復帰後の働き方は無理のないように考えたらいいから」

「子どもの事を思ったら、1年は一緒にいてあげたらいいんじゃないかな」

「りゅうじんはママナースを応援する」

と声をかけていただきました。

そして、利用者さまからは、

「(妊娠後期のため) ウチでトイレに行っとき」

と、訪問のたびに気遣っていただいたり。

普段ならご遠慮するのですが、お言葉に甘えました。

また、担当変更を嫌がっておられた (特に男性看護師を敬遠されていた) 利用者さまが、快く男性看護師への担当の変更に応じてくださったり。


このような利用者さまのご協力もあって、産休まで無理なく仕事を続けることができたのです。

不安はたくさんありましたが、「出産してもここにいていいんだよ」と言っていただいたようで、仕事も子育ても頑張りたいという気持ちがより大きくなりました。


いざ出産、子育てをしていくと、自分の余裕の無さに気づきました。

仕事復帰することへの不安が大きくなっていくのがわかります。

1歳になったばかりの子と初めて離れる時間や、保育園のお迎えやお世話で仕事にかけられる時間が制限されること、突然の子どもの体調不良や呼び出しなど、挙げだしたらキリがないほど不安要素だらけ。

実際に復帰した後、子どもは毎週といっていいほど高熱を出しました。

保育園から呼び出しがあったり、地震や台風で閉鎖されたりと、急にお休みをいただく状況に。

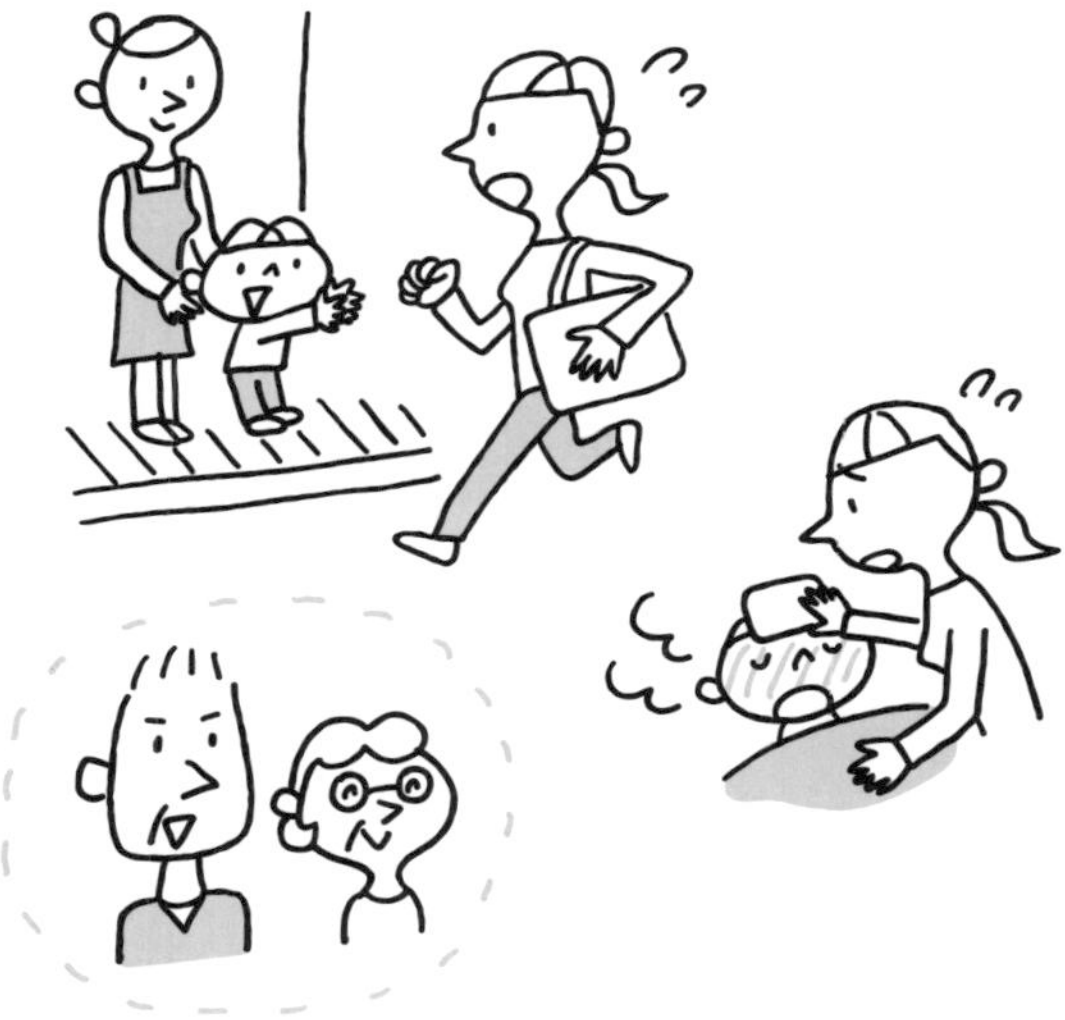

その度、心苦しいながらもスタッフの皆さんに相談すると、

「訪問はなんとかなるから休んであげて」

「お大事に」

と、温かい声をかけてもらっていました。

利用者さまからも、

「子どもさん元気になった？」

「小さいうちはうちもよく熱出してたけど、大人になると健康だし大丈夫」

など、お声をかけていただきまし

た。

母や夫など身内の協力はもちろんですが、スタッフの皆さん、利用者さまに支えていただいて、私はここにいます。

本当に周りの方、会社に恵まれていて、幸せものだと痛感しています。

まだまだ半人前なママナースですが、ただいま第二子妊娠中です。

## 医療者として、そして親として

30代男性・理学療法士

子どもは日々成長する。親も成長する。

我が子が生まれてからの2年間、私は親として、そして理学療法士として、大きく成長することができたと感じています。


初めて小児のリハビリを担当したのは、我が子が生まれたばかりの、2年前のことでした。

それまで、子どもに触れ合う機会すらほとんどなかった私。

初めて腕に抱く我が子は本当に可愛く愛おしく、子どもとはこんなにまでも素晴らしい存在なのかと感動しました。

そして舞い込んだ小児訪問リハビリの仕事。

このタイミングで、我が子と同じくらいの赤ちゃんの力になれる機会が来るなんて。

患児の力になりたい。

いつも以上に、強くそう思ったことを覚えています。

「実は、小児リハビリの経験は今回が初めてなんです」

先輩について訪問に訪れた際、ご家族には正直に話しました。

「日々学びながら取り組んでいます」

そう伝えた私に不安もあったでしょう。

けれど、患児のご家族は、そんな私に大切な子どもを託してくださいました。

小児のリハビリは、成人以上に個人差が大きく、奮闘の日々です。原始反射ひとつとっても、麻痺や関節変形があるため、習った通りに確認できない。

正常な反応すら確認したことがないのですから、当然です。

「教科書で見るのと実際にするのとでは、こんなに違うのか…」

まるで初めて患者さんを担当した日のように、私は打ちのめされていました。

疲れて帰宅すると、そこには愛しい我が子。

頬をつついたり指を握らせたりして遊んでいるうちに、ふと気づきました。

「そうだ、私にはこの子がいるじゃないか」

遊んでいた指を引っ込め、我が子に向き直ります。

「ごめんな、ちょっとお父さんの練習に付き合ってな」

そんな風に話しかけながら、我が子をそっと持ち上げます。

まだ座らない首を支えながら、頭をふっと後ろに下ろすと…

「おお！　やった！」

小さな小さな腕をふっと上げて、抱きつくような小さな仕草を見せる我が子。

患児を相手にはうまく確認できませんでしたが、この子ははっきりと反射を見せてくれたのです。

それからは、家庭での時間は、我が子とのふれあいの時間であると同時に、私の予習・復習の場となりました。

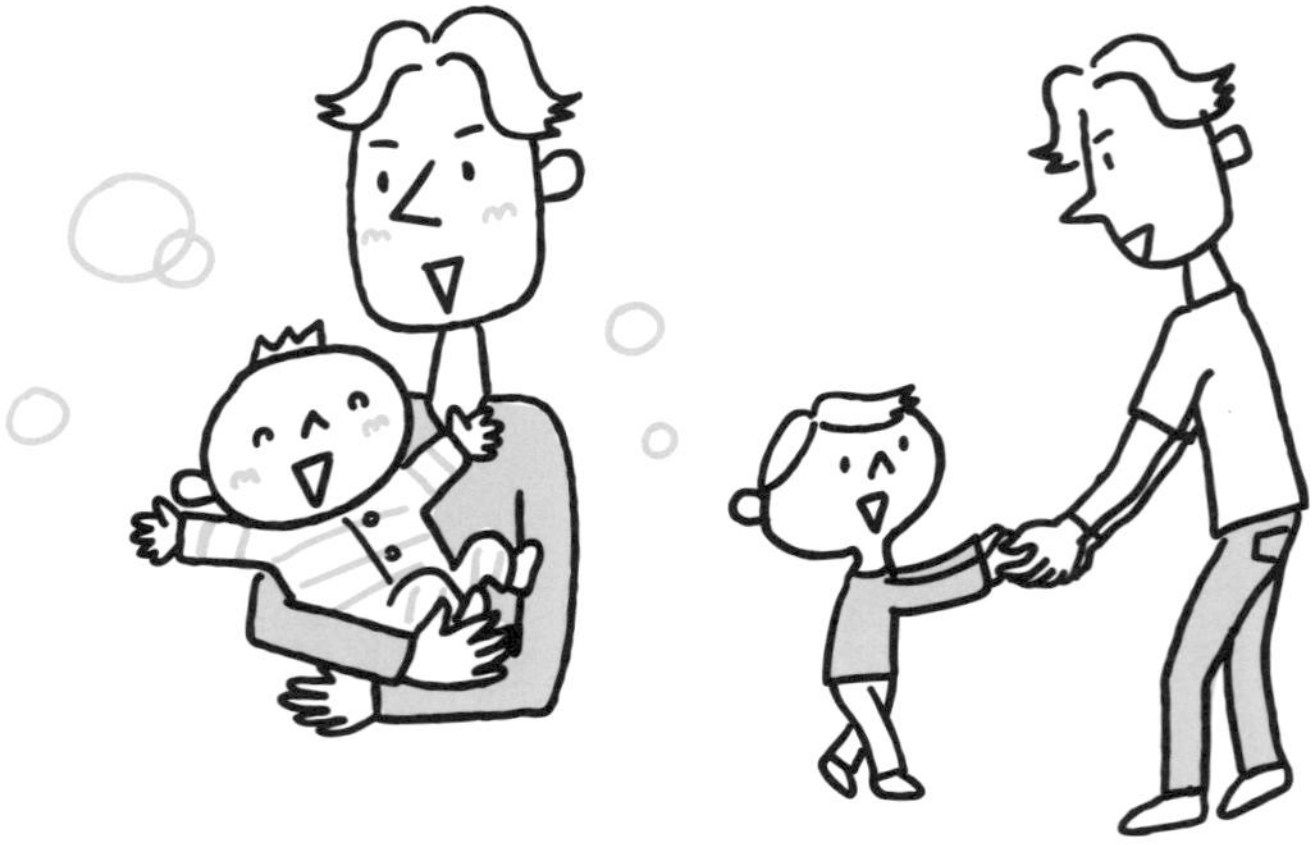

我が子の小さな手足をとって、毎日ああだこうだと練習。

うまくいくことも難しいことも、我が子と一緒に成長してきました。

「子育ては気負いすぎちゃダメよ」

ある日、患児の家族から、そんな風に声をかけられたこともありました。

「夜泣きなんて、理由がなくても泣くときはずっと泣いてるんだから。多少放っておいても大丈夫」

その頃我が家では毎晩のように我が子が号泣。

どうしたものかと妻と頭を抱えていたのですが、その言葉でふっと心が軽くなったのを覚えています。

ほかにも、子どもとの関わり方のアドバイスや、おすすめおもちゃの情報など、子育ての先輩として、いろいろなことを教えていただきました。

子どもの成長は、疾患のあるなしに関わらず、本当に千差万別。

座位も寝返りもできないのに、つかまり立ちの練習をすると嬉しそうにきゃっきゃと笑う子。

お兄ちゃんが大好きで、いつもはすぐに飽きるリハビリも、お兄ちゃんと一緒だととっても頑張れる子。

我が子だけ見ていたらわからなかったことも、たくさんわかるようになりました。


正直、仕事だけだったら、こんなに強い熱意を持って小児リハビリに取り組めていたかはわかりません。

我が子がいたからこそ、理学療法士としても、大きく成長することができたのです。

また逆に、理学療法士だったからこそ、親として成長できた面も多々あります。

この時期にこのような仕事に関わることができたこと、我が子と一緒に取り組めたことを、とても嬉しく、ありがたく思っています。

今日の子育てが明日のリハビリに活かされ、そのリハビリがまた子育てに生きる。

子育ての経験が仕事に生きるとは言いますが、こんなにダイレクトに実感できることがほかにあるでしょうか。

こんな風に働けていること・環境は、本当にありがたい幸運です。

これからも親として・医療者として、一緒に成長していきたいと思っています。

# 第4章　訪問看護の魅力

## 利用者さまの病気を看るのではなく、利用者さまを看る訪問看護

医療とは、医術や医薬を用いて人の病気や怪我を治すことを指します。

特に、西洋医学の観点からアプローチを行う場合、どこが悪いのかを徹底的に調べ、患部を特定すると、それを取り除くための治療が施されることになります。

西洋医学は、このように切除したり投薬を行ったりして患部に働きかけることで、即効性が期待できるなどのメリットもありますが、「患部の治療」に集中するあまり病気が主役となってしまうことも。

しかし、病気はご本人が生きてきた結果として起こるものです。

患部ばかりを見てご本人の全体を見ないでいては、根本的なところから病気を治すのは難しいのではないでしょうか。

患者さまには、これまでの人生でつみあげてきた経験や価値観があります。たとえ、医学的な治療のアプローチが正しいものであったとしても、ご本人の気持ちに寄り添ったものでなかったとしたら治療の拒否などにもつながりかねません。

ただ患部に対する治療を行えばいいというものではなく、ご本人の経験・価値観・生活の背景を理解する必要があります。

ご本人の生活や理念に沿って治療を行うことで患部を含めたトータルで看護することができるのです。

また、ご本人の気持ちに向き合い理解しようと寄り添い、一緒に治療目標を立てることで、治療・回復がスムーズにいくこともあります。

医療従事者の「こうなって欲しい」という一方的な治療目標では、治療やリハビリを行うご本人のモチベーションが上がらず、治療の拒否につながりかねません。

私たちは、利用者さまがどうなりたいか目標を共に考えて、サポートしていく必要があります。

病棟では患者さまを中心に治療を行うということを理解していても、日々の業務や対応に追われてしまい、医療者から患者さまへ一方通行のコミュニケーションになりがちです。

しかし、訪問看護ではゆっくりと一人一人の利用者さまとじっくり向き合い、関わることができます。

そして、看護師として利用者さまの生活や人生に寄り添うことができる喜びややりがいをもたらしてくれています。

訪問看護と病院での看護で大きく違う所は、治療を行う場が「病院」ではなく利用者さまの生活の場である「家」ということです。もちろん、治療やケアを行うことを目的として訪問を行いますので、家が治療の場ともなるのですが、その前に利用者さまの「生活をする場所」という前提があります。

病棟にいる時には見えにくかった、利用者さまの日常生活や家族との関わりを知ることで、より生活に密着したケアプランの組み立てや介入をすることができるのです。

病院で入院している患者様には起床・就寝・食事・入浴などある程度決められたスケジュールの中で生活していただいています。

治療スケジュールの関係や、ほかの患者さまと一緒に生活していただくということもあり、仕方がない部分もあるかも知れません。

しかし本来、人それぞれの生活スタイルは異なります。

訪問看護は、利用者さま本来の生活習慣の中で、身体的・精神的にリラックスしながら治療やケアを受けていただくことができるというメリットがあります。

また、治療を提供する中でこれまでの生活習慣を変えなければならないこともありますよね。

今まで習慣にしてきたものを変えるのは容易ではありません。

ましてや、急に出会った人間がいくら正論をぶつけたとしても受け入れるのは難しいでしょう。

私たち訪問看護師は、変化が必要になった時に相談に乗ったり、情報提供や提案を行ったりしてサポートできるように、日々の関わりから利用者さま・ご家族との信頼関係を構築しています。

このように、より利用者さまが心地よく生活できるように環境を整えることができるのも訪問看護の魅力の一つです。

## 話し合い向き合う、だから協力し合える

30代男性・理学療法士

Nさんとの出会いは今から2年前。

腰痛により動作が困難となっているため、担当のケアマネージャーより福祉用具選定と動作指導の依頼が入りました。

腰痛は本を一度に多く持ち上げたことが原因でしたが、病院受診をしないまま状態が悪化していました。

まず整形外科の受診をしてもらい「腰椎《ようつい》圧迫骨折」と診断され、コルセット着用にて自宅安静となりました。

ご自宅はバリアフリーに改装され、奥さまと二人暮らしです。そこで、まず

ベッドや車椅子等の不足している福祉用具のレンタルを開始しました。
リハビリは寝返りの指導や筋力訓練で様子を見ましたが痛みに変化はなく、別の病院を受診することになりました。

結果、廃用《はいよう》症候群（長期間の安静による心身の機能低下）になるリスクがあるため、セメント治療と呼ばれる「経《けい》皮《ひ》的《てき》椎《つい》体《たい》形《けい》成《せい》術《じゅつ》」を施行しました。術後は病院でリハビリを受け、歩行器を使用できる程度までに回復され退院となりました。

ここから、僕とＮさんの本当の在宅リハビリのスタートです。

退院後のＮさんには一つ気になる点がありました。
歩行器を使用できるはずなのに、常時コルセットを使用し、トイレには車椅子移動。

さらに食事もベッド上で行い、ベッド中心の生活に戻っていたことです。

そこでベッドで過ごす時間を減らすため、積極的に運動を勧めましたが、これは逆効果。動くことに抵抗のあるNさんを誘導するのは困難なことでした。

一体、Nさんの中で何が起こっているのか。

動くことを避ける理由は何なのか。

まずは相手を知ることから始めようと思い、Nさんと向き合い、ゆっくり話を聞くことにしました。

そこでわかったのは、Nさんがとても慎重な性格だということ。

新しく始めることに対して、少しでも不安な要素があれば実行に移すまでに時間がかかってしまうタイプだということでした。

また、病院での歩行練習中に腰痛を悪化させたことがトラウマとなり、リハビリが大幅に遅れてしまったことをとても気にされていました。

Nさんに必要だったことは、今の体の状態を理解してもらい、負のループを断ち切ること。そして共に解決策を見い出すことです。

Nさんはとても勉強熱心な性格で、自分の病気について知りたいという欲求をお持ちでした。

そこで解剖学の本を使ってNさんの現状を説明し、痛みを軽減する動作指導を一つひとつ丁寧に進めるよう心がけました。

リハビリを進めるにあたり、長期的な目標を一緒に考えたところ、

「近くの本屋まで歩いて行きたい」

と言われました。

Nさんから初めて能動的な姿勢が見られたことに、僕自身とても嬉しくなりました。そして、奥さまもNさんの変化にとても喜ばれていました。

Nさんの理解度を確認しながら、ゆっくりではありますが、徐々に動く機会を増やすことに成功しました。


さらにNさんの意識改革に大きく貢献したのが理学療法士だけではなく、看護師の介入でした。

当時、保清や服薬管理のために、りゅうじんの看護師たちが介入していました。筋力をつけるために動くこと、歩くことの大切さを看護サイドからも説明してくれました。


看護師からNさんをお風呂に入れてあげたいと相談を受けて、入浴の動作確立を短期目標に挙げました。

Nさんが不安にならないように、お風呂場までの移動や足上げの練習、立ち座りの練習を繰り返すことで自信へとつなげました。

さらに手すりの設置、必要な福祉用具を購入し準備を進め、看護師との連携によって無事にお風呂に入れるようになりました。

りゅうじん訪問看護ステーションには、ひとつの事業所の中に看護とリハビリの両分野が備わっていることが強みだと思います。

両者が連携し、情報を密に共有したことで、Nさんのリハビリをよりスムーズに進めることができました。

今回の入浴成功体験をきっかけに、動くことに対して自信がついたように感じます。

現在では、日中のほとんどを座って過ごされるようになり、移動には車椅子を押したり、歩行器を使用し、奥さまと向かい合ってお食事を楽しめるまでに改善しました。

また今年は杖を購入し、近所の本屋まで歩きたいという目標に向け、現在歩行練習を始めています。

当初は何事にも慎重に物事を進めるタイプのNさんでしたが、リハビリ・看護の介入によって「りゅうじんさんにはとても感謝しています」と笑顔で話してくれるようにもなりました。

リハビリ速度は人より遅いかも知れません。

ただ、Nさんには Nさんのリズムがあります。

疾患や症状にだけ目を向けるのではなく、相手がどう思っているのか、どうしたいのか。

Nさん自身と向き合い、同じ目標に向かって前向きに進めることの大切さに改めて気づくきっかけとなりました。

今後も利用者さまと向き合うことの大切さを忘れず、チームとしてアプローチしていけるよう努めていこうと思います。

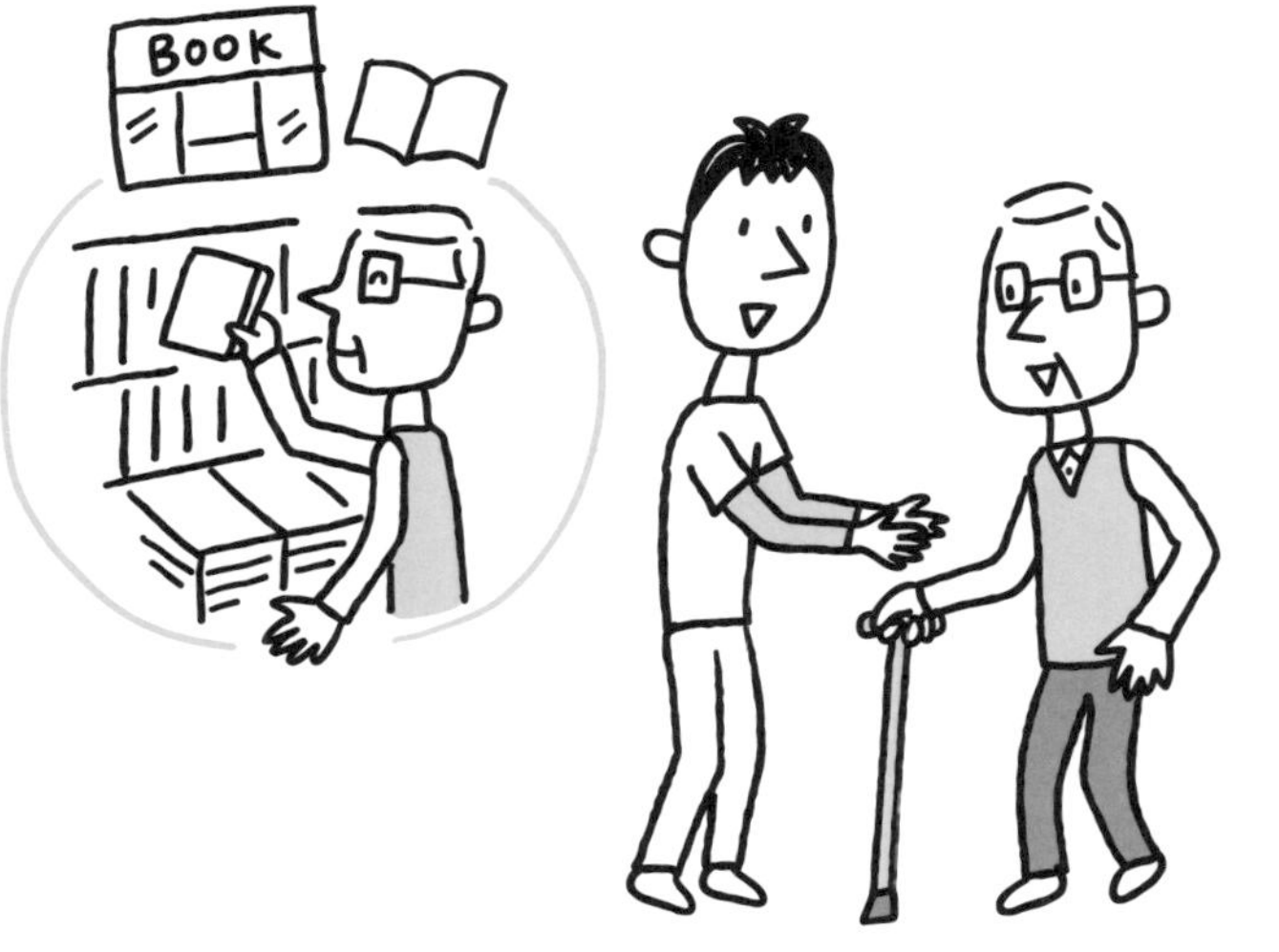

# 桜見に行きませんか？

40代女性・看護師

Uさんは多系統萎縮症《たけいとういしゅくしょう》という神経難病を抱えており、前の訪問看護ステーションから引き継いだ形で訪問が始まりました。

症状としては自律神経症状（排尿障害など）、パーキンソン症状（四肢《しし》の固縮、嚥下障害、手指の振戦《しんせん》）、小脳性運動失調（呂律《ろれつ》が回りにくくなる構音《こうおん》障害）がみられ、特にコミュニケーションを取ることにおいてとても苦労しました。

コミュニケーションには、文字盤を押すと発声するタイプライターのような道具を使用していました。しかし、上肢《じょうし》の動きづらさや手指の振戦が強いために、上手くボタンを押せず、伝えたいことを伝えられない場面もありました。

Uさんはご主人と娘さんの三人暮らしで、日中、お二人が仕事で不在の間に訪問看護に入っていました。まだ症状が出ていない頃は、山登りや写真を趣味とし、とても活動的だったそうです。頑張り屋さんのUさんは

「寝たきりになりたくない」

と言い、一人の時間でも車椅子で過ごすよう努力されていました。

胃ろうからの経管栄養の注入、口腔吸入、排泄介助などの援助をしながら、昔の思い出話やご主人の愚痴、普段の生活における心配なことについてたくさんお話を聞きました。

中でも一番気にされていたのは娘さんのことで、結婚適齢期に差し掛かっているのに、自分の病気のせいで自由に結婚できないことをタイプライターの文

字や表情で一生懸命に伝えてくれました。
本人としては伝えたいことがたくさんあるはずなのですが、私たち看護師もそれを汲み取るために時間がかかってしまい、1時間という限られた訪問時間の中で必要なあらゆる介助を行うには時間が足りず、毎回多少の時間をオーバーしている状況でした。

本人の伝えたい言葉があるのにそれを上手に伝えられないジレンマを感じながら、どうにかコミュニケーションを取りたいと思っていた矢先、私にとってとても思い出深い時間を過ごすチャンスがきました。

それは、ある春の日のことでした。
いつものようにUさんのご自宅を訪問し、その日も時間いっぱいにケアを終えた頃。いつもならここで次の訪問先に向かうのですが、次の予定まで時間が

空いていたので、Uさんに

「桜を見に行きませんか」

とお散歩を提案してみました。

実はUさんのマンション前には桜が満開に咲いていたことを思い出したのです。Uさんは

「いいの？」

と目を丸くし、一瞬驚いた表情をされましたが、すぐに笑顔を見せて喜んでくださいました。

かつては遠くまで写真を撮りに行くほど好きだった一眼レフカメラを久々に持ち出し、マンションの下まで車椅子を押し、桜を見に行きました。

しばらく使っていなかったであろうカメラはとても重かったと思いますが、

ふるえる指で必死にシャッターを切っていました。Uさんの横で、私は携帯を構え、二人でたくさん写真を撮りました。

おそらくUさんの撮った写真はブレてしまっていて、桜はきちんと撮れてはいないだろうと思います。しかし束の間ではありますが、元気だった頃に戻れたような時間を共有できたことに私も嬉しくなりました。

それから間もなくして、Uさんは亡くなりました。

朝、娘さんが部屋を見に行ったら息をしていなかったそうです。突然にその日を迎えることとなってしまいましたが、Uさんは苦しまず安らかなお顔をされていました。

症状が徐々に進行するとともに、うまく言葉を伝えられないストレスを感じ

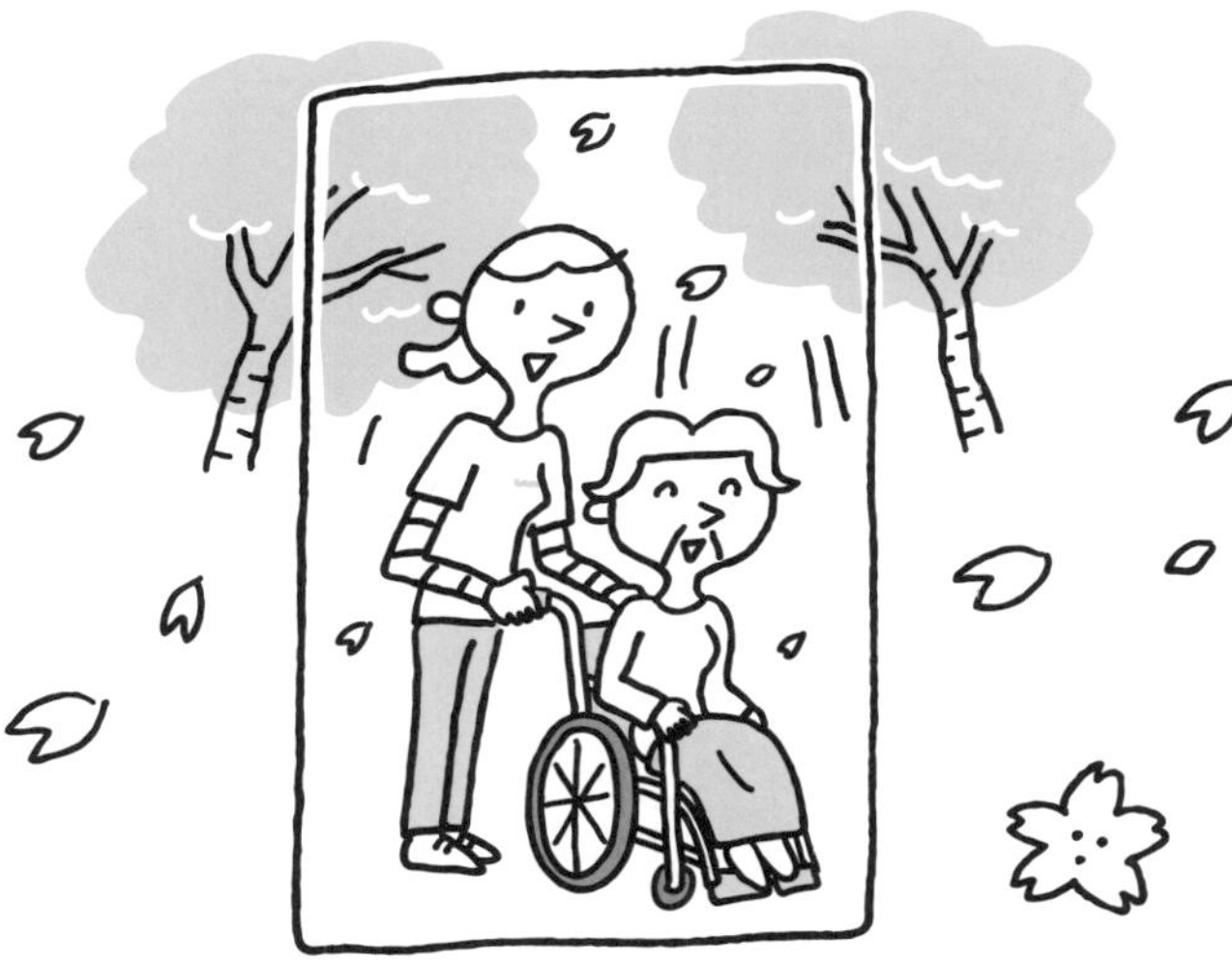

ていたであろうUさん。

周りに迷惑をかけたくないという気持ちから、想いや願いを自分の心の中だけに閉じ込めたこともあったかも知れません。

看護というケアを通してだけでなく、時には柔軟な思考で彼女の希望を考え、叶えることが必要な場合もあるのではないかと考えます。

私の携帯の待ち受け画面は、桜の下で穏やかな笑顔を見せているUさんとのツーショット写真です。

# 6ヶ月の壁

30代男性・作業療法士

A太郎さんに出会ったのは、訪問リハビリの分野で働き始めたばかりの頃だった。

A太郎さんは脳梗塞を患った後、左片麻痺《ひだりかたまひ》を抱えている。とても明るい人で、よく冗談やダジャレを言っては訪問スタッフを笑わせてくれる人だ。

「歩けるようになったら、鎌倉でも案内してあげるのによぉ。観るところがいっぱいあっていいいんだよな」

というのが口癖で、Ａ太郎さんの周りにはいつも笑顔があふれている。

ただ、Ａ太郎さんは麻痺の影響で左半身の緊張が高いため、自宅内でも転んでしまうことがある。

「もう、全くしょうがねぇよな。こんな薄いカーペットでつまずくなんて」

いつも明るいＡ太郎さんだが、このときばかりは本当にがっかりした表情を見せる。

その度に、「何でもいいから、力になってあげられないか」と感じていた。

それから1年ほど過ぎた頃、前任のリハビリスタッフから引き継いで、私がＡ太郎さんを担当することになった。

受け入れはまずまずで、拒否することなくリハビリを受けてくれていた。

しかし、あるとき、

「なんで君が担当になったの？　全然嫌じゃないけど、何か理由があるのかなぁと思って」

と、こちらの様子を不安そうに伺いながら聞いてきた。

「訪問の分野ではまだ新米だから、若干頼りなく思われているのかなぁ…」と心配になったが、まずは信頼を得られるよう一生懸命関わってみようと決めた。

それから、週1回の訪問リハビリを続け、1カ月が経ち、2カ月が経ち・・・3カ月ほど経ったころ、A太郎さんは屋外での歩行練習ができるまでになった。

「久しぶりに外歩いたよ。家の中で歩く感覚と全然違うね。ちょっと怖いね」

「外だと、車や自転車も通りますし、微妙な傾斜もあったりして、室内と違いますよね。感覚をつかむまで、ゆっくりがんばっていきましょう。倒れそうになっても、僕が後ろにいますから！」と励ましながら、練習を始めていった。

そうして、左の足を引きずりながらも、なんとか家から100メートル先の最寄りの公園まで歩いていくことができるようになり、A太郎さんから自然な笑顔がこぼれた。

「よかった！　一生懸命関わってきた甲斐があった」と私も胸をなで下ろしていた。

ある日公園のベンチで一緒に休憩していると、A太郎さんがポツリポツリと話し始めた。

「昔、病院で言われたんだけど、麻痺って病気になってから6カ月くらいまでで症状が固定されちまうらしいんだよ」

「俺、病気から1年以上経ってただろ？　だから、もう歩けねぇんじゃないかと思って」

「新人の君に代わったときは、もう良くならないよってことなのかと思っちゃってさ」


あのとき、私にちょっと不満そうな表情を見せたのはそういうことだったのかと、このとき初めて知った。

「僕に担当が代わった時は、そういう不安がよぎっていたんですね。気持ちを汲むことが不十分ですみませんでした」

「いやいや、全然いいんだよ、俺の精神的なことなんだから」

「リハビリ病院から退院すると、もうリハビリも終わりであとは自分でやらなきゃいけないし、不安なんだよな。この体で生活できるかなとか、また倒れたらどうしようとか、いろいろ悪いことも考えちゃうんだよね」

「でも◯◯くんとリハビリしているとやってやろう！っていう気になったよ」

「少しずつでもやっていけば良くなるんだって実感できたし、本当にがんばってきてよかった。ありがとね」


優しく穏やかな口調で、ひと言。

「ああ、訪問の分野に飛び込んで本当によかった！」と思った瞬間だった。

病気で障がいを抱えた人の生活は、退院した後もずっと続いていく。

病院にいるときよりも、障がいを抱えたまま過ごす時間のほうがはるかに長いだろう。

だから、誰かがそっと寄り添い、長い目で支援していかなくてはならない。

それができるのが、訪問リハビリだと思う。


一般的には6ヶ月で症状固定に至ることが多く、訪問リハビリはこの症状固定との闘いでもある。

「もうこれ以上良くならないかも」と落胆して、リハビリをがんばれなくなる人も多い。

僕がA太郎さんと出会ったのも、ちょうどそんなときだった。


それでも、利用者さまとリハビリ担当者が信頼関係を築き、モチベーションを高く持ってリハビリに取り組めば、まだまだ改善していける。

A太郎さんがそれを僕の目の前で証明してみせてくれたのが、本当に嬉しかった。

その後、A太郎さんは驚くほどいろいろなことにチャレンジするようになった。

「近くのスーパーにいけるようになったから、甘酒買ってきたよ。温めてあげるから飲んでいきな」

「駅前のダイソーに行ったんだけど、広くて疲れちまった。でもなんでも揃ってるんだな。調子に乗っていっぱい買って、持って帰れなかったよ（笑）」

「友達が車でドライブに連れてってくれたよ。ゆっくりだけど、なんだかんだ一時間くらい歩いていたと思う」

とてもこの間まで家の中でも転んでいた人とは思えないような武勇伝の数々。本当に嬉しくて、心の底から「がんばれ！」と声援を送っている。

こんな報告を聞けるのも、訪問リハビリの醍醐味かも知れない。

この間の訪問時も、

「今度は料理作れるようになって、友達呼んだり、一杯飲んでもこけねぇようになりてぇな。そのときは、○○さんも呼ぶからね。」

といたずらっぽい表情を見せた。

「そのときはぜひお邪魔したいですね。美味しいもの、期待してます！（笑）」

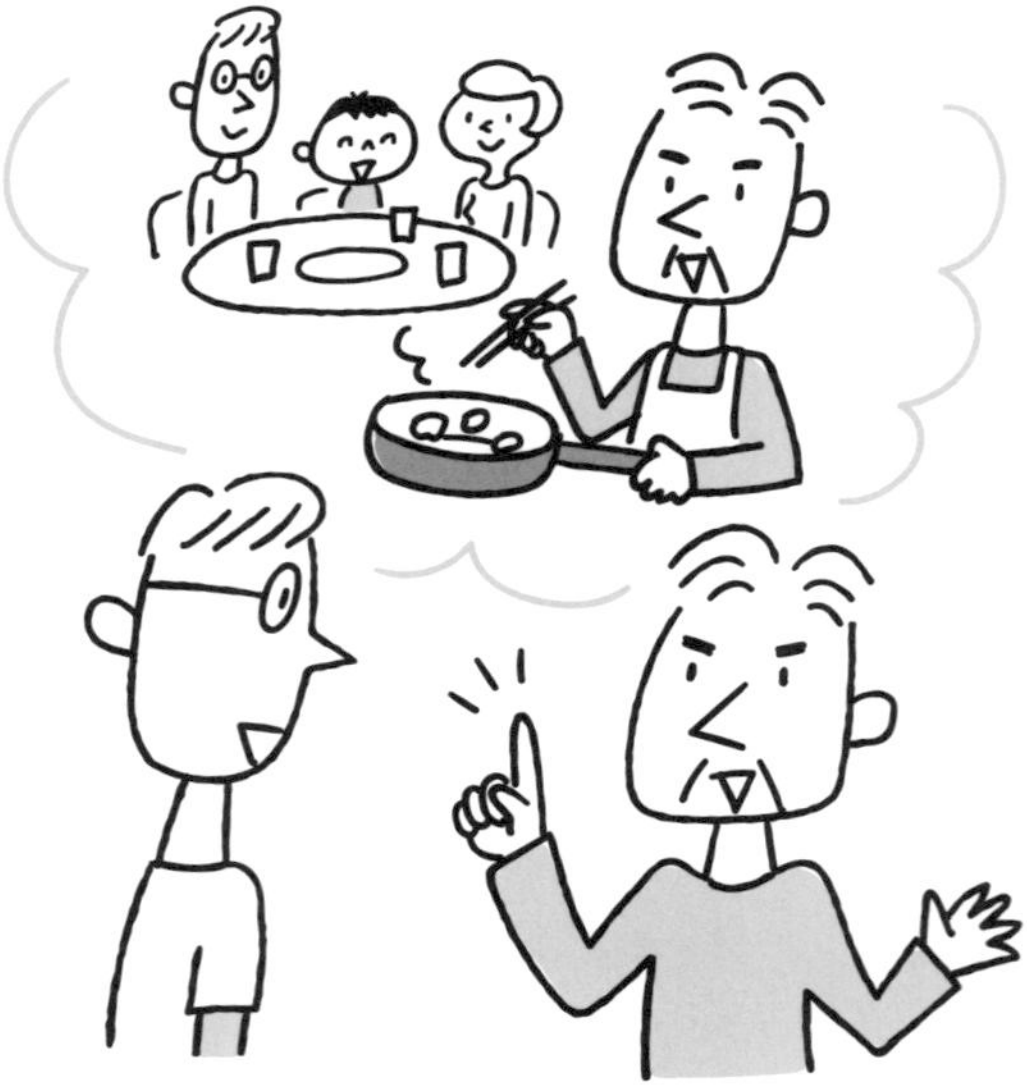

そう笑って答えながら、何だか胸の奥がジーンと熱くなった。

訪問リハビリは、生活の場に足を踏み入れて、日々の暮らしに寄り添う仕事だ。だから、病院でのリハビリよりも相手との距離がとても近く、その人らしさを大事にしながら、自然なかたちでリハビリができる。人生の最後まで、住み慣れた家で自然体で暮らす幸せ。そんな幸せをサポートするこの仕事に、大きなやりがいと満足感を感じている。

適切なサポートさえあれば、誰だってやりたいことを実現できるはずだ。これからも、その人の次なる野望（やりたいこと）に寄り添って、訪問リハビリを楽しんでいきたい。

## 訪問看護は自分の人生を充実させる成長の場

これまで、たくさんの看護師が私たちと一緒に訪問看護という世界に飛び込んできてくださいました。

訪問看護には、病院で経験しない訪問看護ならではの難しさもたくさんありますが、それらの壁をやりがいや情熱をもって乗り越えた先に成長があります。

そして、人生の先輩である利用者さまの言葉などに触れて大きく成長し、人生の幅を広げていってくれています。

訪問看護は一人で行動・判断しなければならないと思われがちです。

しかし、本書の体験エピソードにもいくつか出てきますが、先輩看護師や医師・理学療法士などさまざまなスタッフと相談し、方向性を決めてチームで動きます。
他職種と連携・コミュニケーションを図り、互いの想いを理解し合うことは時に難しいこともありますが、大きな充実感を得ることができます。

「利用者さまのために」という根本的な部分は皆共通していますが、考え方や価値観・大切にしたいと思っていることなどは人によってさまざまです。

こちらの考えが正しいからと一方的に押しつけるのではなく、「人それぞれ作り上げてきた歴史や価値観がある」と尊重し認めることも必要です。

訪問看護師は、利用者さまやご家族のご家庭に伺いケアの提供などを行うため、より近い存在に感じていただくことができ、他人の介入を拒まれていた方が心を開いてくださることもあります。

とても嬉しいことですが、それと同時に利用者さま・ご家族との距離感も大事にしなければなりません。

打ち解けたと思ったスタッフが、利用者さまに対して友達口調でコミュニケーションを取ってしまい、利用者さまに不快な想いをさせてしまうこともあるからです。

また、利用者さまやご家族へ気持ちが入り込みすぎてしまうと、客観的で冷静な判断・ケアができなくなってしまうこともあります。

「信頼関係を構築しながらも、ほどよい距離感を保つ」ということは、訪問看護だけでなく社会の中で生きていく上でも必要になるスキルです。

受け入れていただけるまでに数ヶ月・半年かかることもあり、人間関係は難しいなと思う時もあります。

しかし、訪問看護ではそれ以上に利用者さまとの絆やつながり、そしてご家族の温かい愛情などに触れることができるのです。

訪問看護の場でたくさんの経験を積み、成長していくスタッフたちは強くキラキラと輝いています。

私たちスタッフの成長はもちろんですが、訪問看護自体も少しずつ変化・成長しています。

従来の訪問看護は、病棟で臨床経験を積みスキルを磨いたベテラン看護師を受け入れることがほとんどでした。

しかし超高齢化社会に伴い、近年は地域医療の充実が課題となっており、地域医療を支えるために訪問看護師を増やし育成していく必要があります。

りゅうじん訪問看護ステーションでは、医療の現場から離れブランクのあるママナースや訪問看護師に興味はあるけどハードルが高そうと感じている看護師など、訪問看護未経験の方に安心してお仕事をスタートしていただけるような、新人研修制度・教育カリキュラムを整備しています。

「訪問看護師になる自信がない」と言っていた多くの看護師が、りゅうじん訪問看護ステーションで新たな一歩を力強く踏み出してくれました。

そして、自信がないと言っていたスタッフが仕事・家庭を両立させ、いきいきとしているのを見ると、あの時の一歩が人生をより充実させるきっかけになったのだなと感じます。

## 「妻と一緒になれてよかった」

40代男性・理学療法士

ある日、ふいに妻からこう持ち掛けられました。

「来月の下旬から10日間ほど、九州のおばあちゃんのところに行かなくちゃならなくなったの。あなた、大丈夫?」

用事をしながら会話をしていた私は、

「ああ、大丈夫だよ」

と気軽に応じました。

独身時代は何年か一人暮らしをしていて、自炊や身の周りのことは特に問題もなくこなせていた私ですから、今回の短期間の一人生活もあまり気にしていなかったのです。

月日はあっという間に過ぎ、妻が祖母のところへ行く日がきました。

その日の夜、仕事から帰宅すると、当然ながら部屋は真っ暗。いつもは妻がくつろいでいるはずのリビングも、今夜ばかりはひっそりと静まりかえっています。

何となく寂しさはあったものの、手早く食事と入浴を済ませます。何も問題はありません。しかし、いざ寝る時間になると、何ともいえない孤独感に襲われました。

一人でいることぐらい平気だと思っていたはずなのに、なぜ？

意識するまいと努めるものの一向に上手くいかず、眠れたかどうかもよくわからないまま朝を迎えてしまいました。

結局、妻が帰るまでの10日間を、私はただただ無気力に過ごしました。一人の時間を楽しもうとあれこれ画策していたはずなのに、ほとんど何も手につかなかったのです。自分自身でも意外なことでした。

ふと、ある利用者さんのことを思い出しました。

夫婦で訪問看護サービスを受けていた方です。

傍目にも夫婦仲は非常に良好で、常に行動を共にされていました。

老年を迎え、まさに理想的な夫婦像でした。

がんを患っていた奥さまは、訪問開始から一年半ほどが経った頃でしょうか、ご主人を残して旅立たれてしまいました。

ご主人の落胆は大きく、目に見えて憔悴していくのがわかりました。

訪問の度に、ご主人はこうおっしゃいました。

「孤独が身にしみる。一人の生活っていうのはこんなに寂しいものだったのか」

当時の私はその気持ちに寄り添い、支えているつもりでいましたが、今になってみれば、理解している気になっていただけで、本当の気持ちまでは分かっていなかったように思います。

ご主人にとって、私がどのような存在であれたかは分かりませんが、半年後、奥さまのあとを追うようにして亡くなられてしまいました。

当時のご主人のお気持ちと、私のわずか10日間の経験を比べるのは難しいですが、今回のことで、長年連れ添った人との別離の辛さを少し理解できた気がします。

今の私であれば、あるいはもう少し……ご主人の心を支えることができたのかも知れません。

「妻と一緒になれてよかった」

亡くなる数週間前、それまでは奥さまの死を嘆いてばかりいたご主人が、ふいに悟ったように発した言葉が、今も私の心から離れずにいます。

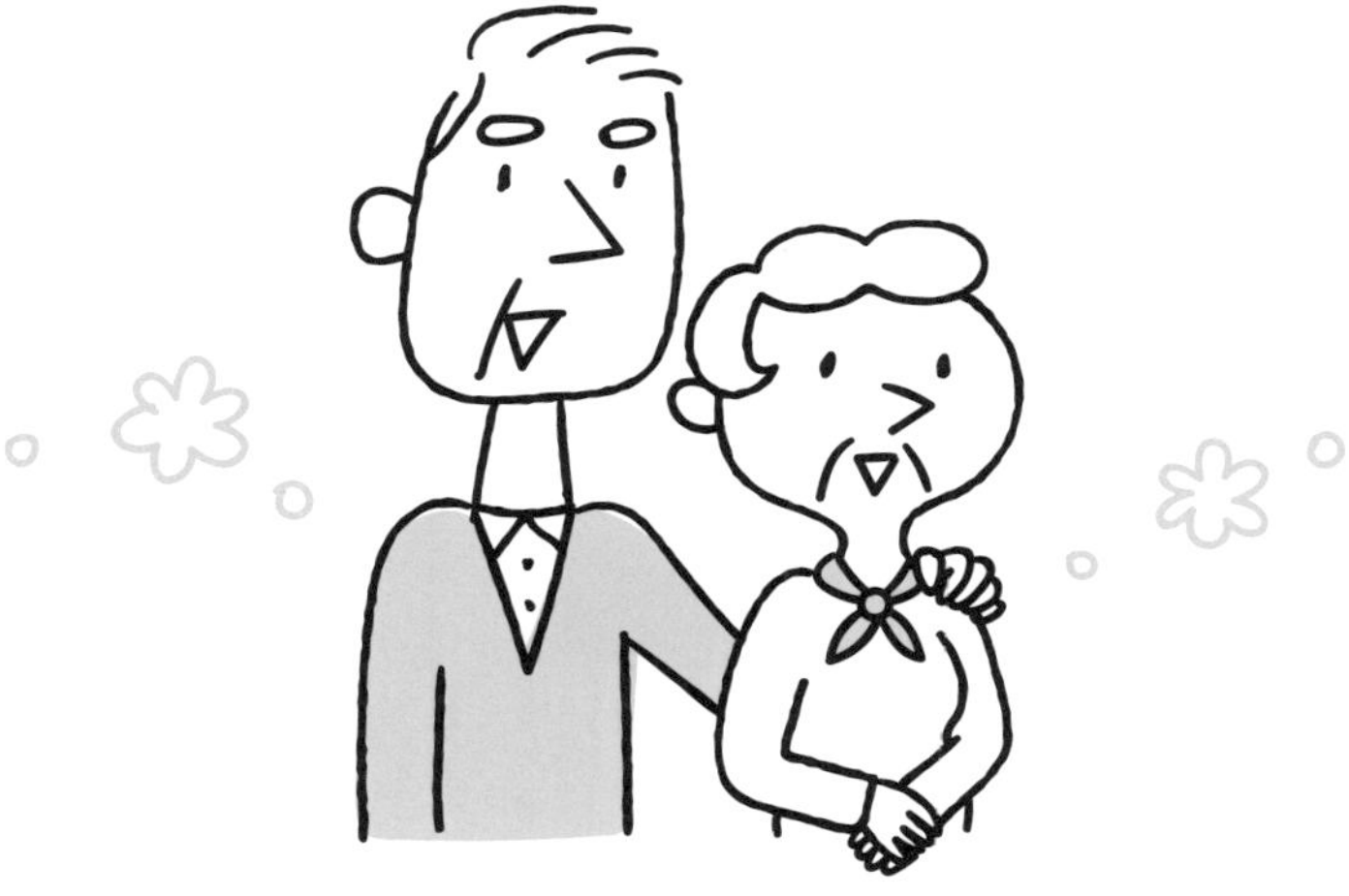

# 少しだけギュっとさせて…

40代女性・看護師

「少しだけギュっとさせて…」

私が、86歳女性の認知症の利用者さんに言われた言葉です。

この言葉を言われ、私は涙が出ました。


彼女の旦那さまは、難病で病院に入院中です。

そのため、ひとりで生活されています。

旦那さまは、意思を首の頷きだけで伝えておられ、ご自身の力では排泄も食事もできません。

もう口から食事はできないため、胃ろう（腹部に穴を開け、そこからチューブで栄養を入れる）をしなければ生きられないと医師から言われています。

しかし、旦那さまは身体に入れるチューブを全て拒否されていました。

旦那さまがあと数日の命だと医師から伝えられ、それを聞いた認知症の彼女は、

「そんな病気になってしまったのは私のせい」

「私がもっとちゃんとしていたら」

「彼があの状態で生きてるのが可哀想で」

「私も薬を飲んで、眠っている間に息をひきとりたい。でも、彼がそれを知ったら悲しむでしょ」

「辛いよ、辛いよ、一人でこの家に居てたら。夜中ベッドに座ってずっと起きて、眠れない」

と涙ぐんで、私に何度も言われます。

旦那さまをいたわる彼女の話を、このときは頷いて聞くことしかできません

でした。

しかし、訪問看護には時間の制限があります。

1時間、ずっと彼女の話に耳を傾け、じっと彼女に寄り添っていましたが、訪問終了の時間になりました。

「もうそろそろ失礼しますね」

とご挨拶をして帰ろうとすると、おもむろに、

「少しだけギュッとさせて…」

と、背中から私をギュッと抱きしめられたのです。

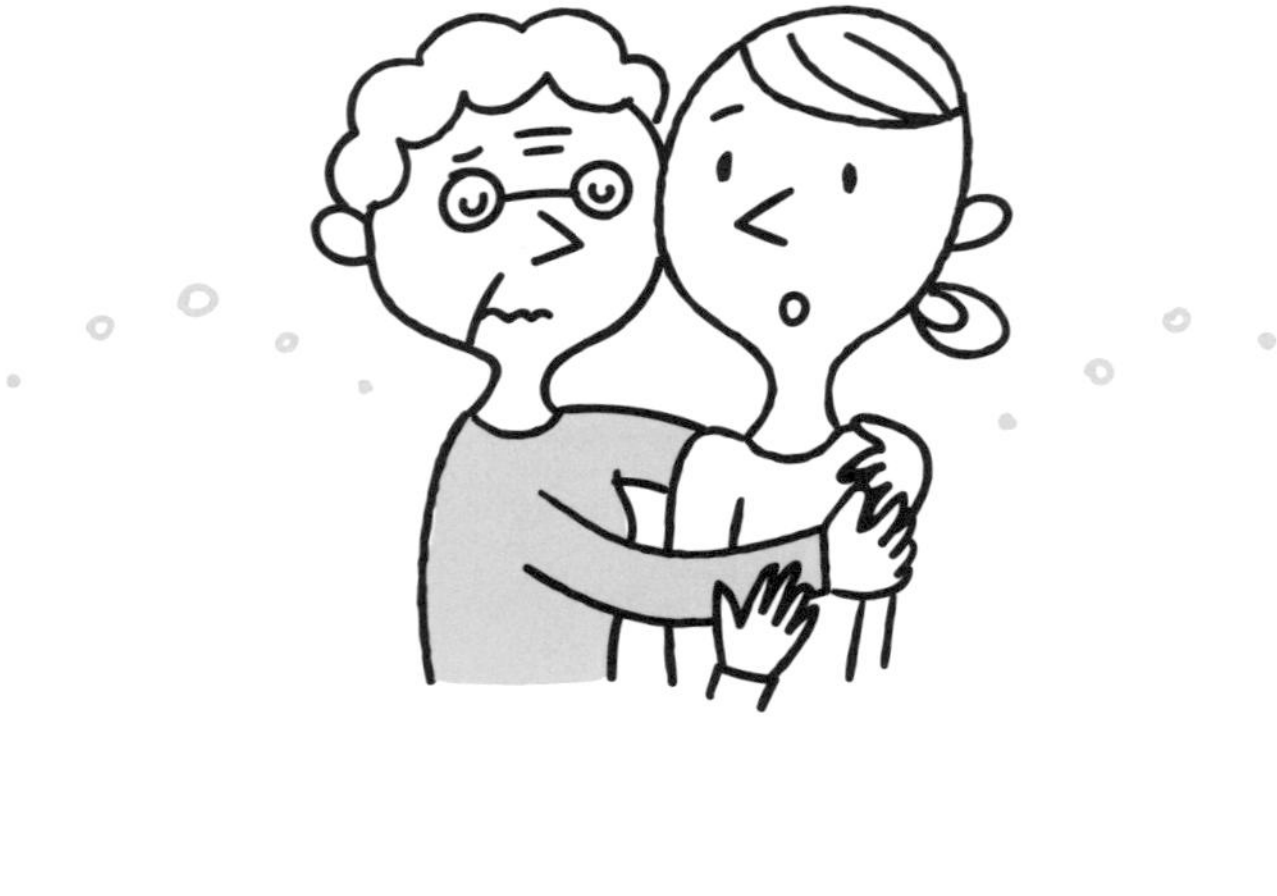

そのとき、背中越しに彼女の寂しさが痛いほど伝わり、涙が止まりませんでした。

「自分がもっとしっかりしていたら」

認知症の彼女は、ご自身のことを〝頭がどんどんおかしくなる〟と表現されますが、旦那さまをいたわる思いは忘れておられません。

そして、ご夫婦に子どもさんはおらず、旦那さまが亡くなられたら彼女はひとりぼっち。

そんな先行きの不安も抱えての思いだったのです。

彼女の思いが、背中からひしひしと伝わってきます。

私は、症状が進んで言動や行動があやうい彼女を、〝認知症だから〟と枠にはめて見ていたことに気づきました。

認知症であっても人は人なんだ、ということを強く感じると同時に、彼女を枠にはめて見ていた申し訳なさで胸が締めつけられました。

私は、彼女の思いをしっかりと受け止め、

「大丈夫。寂しくないように、私はいつでも○○さんのことを思ってるからね」

そんな言葉しかかけられませんでしたが、精いっぱいの思いを伝えたのです。

すると、泣いている私の姿を見た彼女は、

「また待ってるからね」

と、笑顔で見送ってくれました。

訪問時間には限界があります。

しかし、限られた時間の中でできることもあるとわかりました。

その方の思いを受け取り、寄り添うことで、少しでも辛い気持ちを軽くできるのではないかと感じています。

看護師として、人間として、成長させてもらう出来事となりました。

「思いを受けとめること」

これからも、訪問看護の仕事を続けていく上で大切にしていきます。

## ちゃんと死んで行くために…

20代男性・作業療法士

「こんにちは、りゅうじんですー」

「あー先生！　遅いよ、お相撲始まってるよ。はやく、はやくー」

奥から聞こえるSさんの元気な声に急かされながら、靴を脱いで室内へ。

Sさんは一人暮らしの90歳代女性。

脳梗塞と腰椎圧迫骨折の影響で寝たきり、左半身麻痺もあり、ヘルパーや訪問看護を利用しながら生活している。

そんな生活の中での、一番の楽しみは相撲鑑賞。

ベッドに座って相撲を見るのが日課で、私が訪問すると

「先生、早く座らせて」

と楽しそうに急かしてくる。

「最近の相撲はダメやなー。取っ組み合いがほとんどない。鍛え方がいかんのやな」

Sさんは、妙に力士に厳しい。だけど、相撲の話をしている時が一番いきいきしていて楽しそうだ。

そんなSさん。実は、私のお婆ちゃんに少し似ている。

お婆ちゃんも相撲が好きでいつもテレビに張り付いていた。

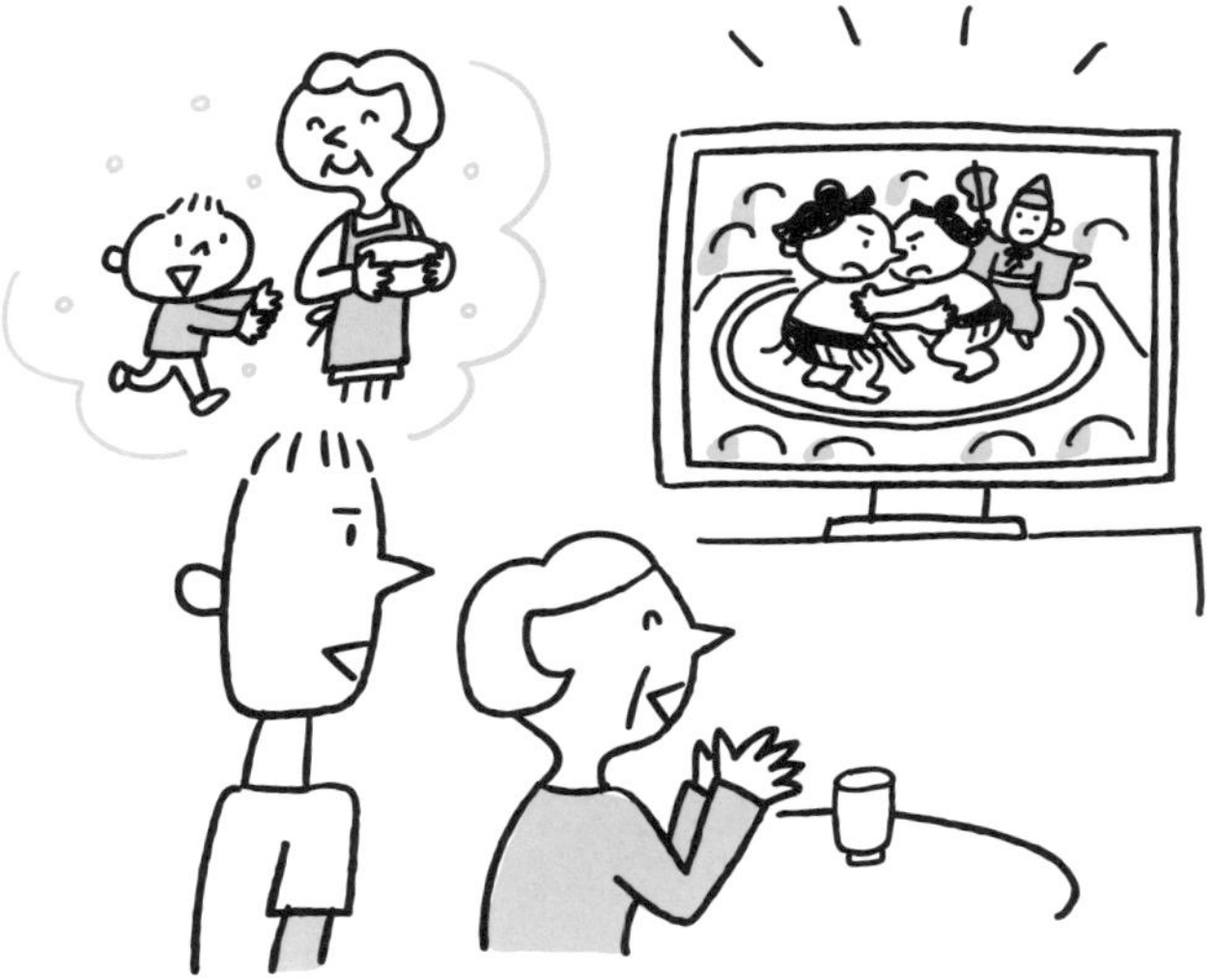

初孫だった私を、めいいっぱい可愛がってくれたお婆ちゃん。

私もお婆ちゃんが大好きで、小さい頃は後ろをついて回っていた記憶がある。

けれど、成長して思春期を迎え、中学生になる頃にはいつのまにかお婆ちゃんに会いにいくことはなくなった。

次に会ったのは、病院の談話室。

入院しているお婆ちゃんのところへ、母に無理やり連れて行かれたのだ。

久しぶりに会ったお婆ちゃんは痩せて小さくなっていて、私はショックで何も言えなかった。

黙って下を向いている私に、お婆ちゃんは
「大きくなったね」

といって、飴やお菓子をくれた。

その声がとても弱々しく、手はあまりにしわしわで、私は結局顔を上げられなかった。

私が高校2年生の時、お婆ちゃんは亡くなった。

ずっと押し黙って、下を向いたままお菓子を受け取ったあの日が、お婆ちゃんに会った最後だった。

棺の中のお婆ちゃんは、更に痩せていて別人のようだった。

火葬が終わると、改めて、お婆ちゃんはもうこの世にはいないんだ、と実感し、また涙が出た。

火葬場の駐車場で一人号泣しながら、私は、リハビリの道に進もうと改めて心に決めたのだ。

〝リハビリのプロになって、お婆ちゃんのように病気と闘う人たちの力になる〟

〝病気を治すことはできないけど、リハビリを通じて、彼らの心を癒す存在になる〟と。


本当はあの日、お婆ちゃんの手を引いて、昔みたいに一緒に散歩したかった。

何も話せなくても、ふたりでトボトボ歩くだけでも。


「Sさんこんにちは、りゅうじんです」

ある日いつものように訪問すると、Sさんの様子がいつもと違う。

目を開いたまま固まっている。

私は何度も名前を呼び、肩を強くたたいた。反応はない。

すぐに看護師やかかりつけ医に連絡し、応援を要請した。


Sさんは、数分後に意識を取り戻した。

全身状態はやや悪化したが、今も在宅で療養を続けられている。

けれど、次に訪問するときは？　その次は？

遠からず「その時」が来る可能性は、0《ゼロ》ではない。


だからこそ、私は最後の最後まで関わりたいと思っている。

ちゃんと死んで行くために。


「ちゃんと死んでいく」

この考え方は大学時代に学んだ。


日本では人が亡くなった後、手足が固まり過ぎて棺に入らない場合、業者の人が力ずくで骨を折り無理にでも棺に入れるのだそうだ。

倫理的な話になるが、死して尚身体に痛みを与えてしまうのか。

家族はそれをどう思うのか。

その話を聞いた時、そう思い、苦い気持ちになった。


棺に入って火葬されるその時まで、その人らしくいられる。それが、「ちゃんと死ぬ」ということだと思う。

最後の最後までちゃんと死んで行けるようにリハビリするということは、そういう意味がある。


りゅうじん訪問看護ステーションでは、「ただ看護をするのではなく、より積極的に病気を良くしていくための取り組み」を大切にしている。

これは、終末期の患者さんに対しても同じ。

最後の最後まで、良くしていくにはどうすれば良いかを考えている。

私は、そのプロセスこそが、ちゃんと死ぬという結果につながると信じている。

私はりゅうじん訪問看護に出会えて本当によかった。

お婆ちゃんにはしてあげられなかったことも、ここでなら、今の私ならできることがたくさんある。

もちろん一筋縄ではいかないこともたくさんあるだろう。

それでも、私は屈せず現場から学び続ける。

お婆ちゃんのためにも。

立派なリハビリの先生になるためにも。

さあ、今日もSさんに会いに行こう。

「はっけよーい、のこった！」

## 自分らしく生きる力

40代女性・看護師

Mさんと出会ったのは、師走の忙しないさなかのことでした。

その病状について、仲良しのケアマネさんからはこのように聞かされていました。

「どんどん痩せてる。年末って言われてるし、ターミナルケアも考えないと」

同業の方なら察しがつくと思いますが、年末の手薄の中でどこまでサポートできるか……。

そんな現実的なことが脳裏に浮かび、私はやや尻込みしていました。

早速お宅に伺うと、Mさんと奥さまが出迎えてくださいました。

90歳になり、すっかりお痩せになったMさん。

素朴な広島弁を話す、認知症の奥さま。

奥さまは食欲減退によって痩せたMさんをご心配され、Mさんは自分がいなくなった後の奥さまをご心配され、ご夫婦が互いをいたわり、気遣い合う姿が印象的でした。

膀胱がん末期のMさんと、認知症の奥さま。

ご自宅で療養したい理由と思いは浮き彫りになりましたが、現実的な問題が山積みです。正直なところ、在宅支援が厳しい状況ではありましたが、心が病気ではないから大丈夫！　そう考え、訪問看護をお引き受けしました。

そこから、具体的な支援が始まりました。

まずは長年診てくれている診療所の先生にご挨拶に行き、往診を依頼。

レスパイトの体制や、ヘルパーさんの強化。

さらに内服の調整や栄養剤のお願い、時には点滴など、その時々に必要なケアを組み立ててまいりました。

どの作業も、認知症の奥さまへの説明はなかなかうまくいかず、Mさんの病状も不安定でしたので、どうしても理解にムラが出てしまいます。

手をかけ言葉をかけ、時間をかけの作業は大変ではありましたが、私たちチームはMさんとご自宅の空気感が大好きでしたので、楽しい気持ちの方が大きかったです。

Mさんは印刷業を経営されていた方で、絵手紙の先生もなさっていました。

趣味はジャズと水彩画。

お話をするときはいつも丁寧にメモを取り、確認を入れながら、ゆっくりと確実に進めておられました。

担当看護師は、その作業が済むのを微笑みながら静かに待つ――そんな場面も多くありました。

さらに、Mさんは男気にあふれておられ、自分の決めたことは必ず通す方でしたから、歩くときには私たちが最初から支えてしまうのではなく、少し後ろから倒れないか見ておく。

そんな距離感での関わりでした。

ある日、訪問に行くと、Mさんの字でお薬の日にちが書いてある袋を見つけました。がんに対する麻薬やステロイド治療の段階での出来事です。

一般的に、薬の管理には市販のお薬カレンダーを使います。それが便利で確実だからです。

しかし、Mさんのお人柄や癖を知る担当看護師は、わざとMさんにひとつひとつ書いてもらっていたのでした。

待って、合わせて、ゆるして。

そんな子育てをしている彼女の生き方そのものが、看護現場にも表れていたのです。

私はこれにいたく感動しました。これこそが、看護技術ではなく「その人らしさ」に寄り添う、看護の本質ではないでしょうか。

年末にも……と危ぶまれていたMさんでしたが、気づけば年を越し、共にオリンピックを観ながら羽生選手の金メダルを喜び、桜の季節も過ぎて――いつしか6月を迎えていま

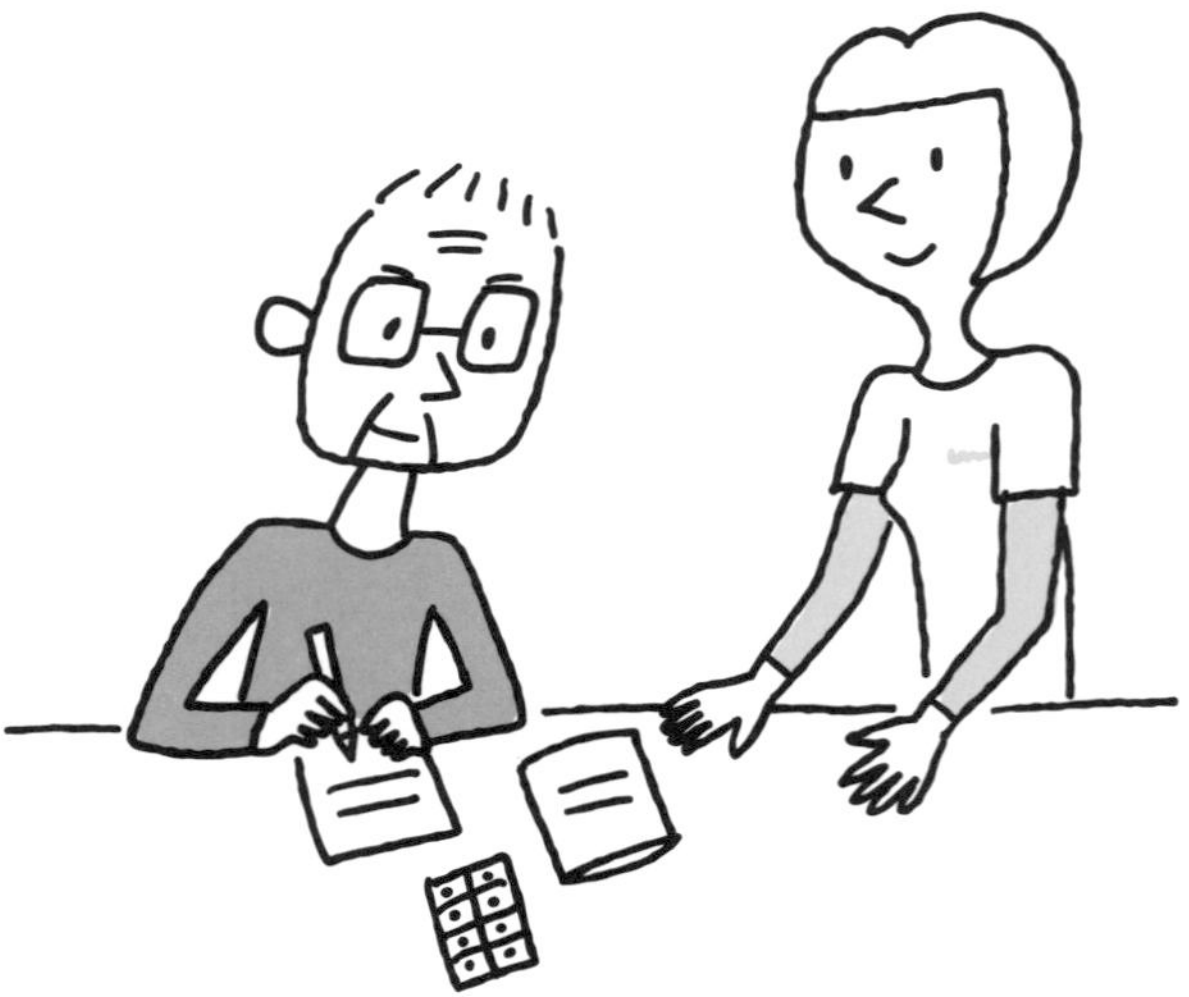

した。

Mさんの病状は決して安定したものではありませんでしたが、何かあるたびに先生や奥さま、ご子息と話し合い、一つひとつ慎重に決めてまいりました。ときにはMさんが朦朧《もうろう》としているなかで話し合っておりましたから、後々、

「私のことを、どうして私のいないところで話すんだ」

とみんながお叱りを受けることもありました。

でも、必ず後でこう言ってフォローしてくださるんです。

「あんたにいってもなあ。ごめんな。Yさん（私）には、病気のこと以外も相談していいんか？」

そんな風に、笑いながら軽口も付け加えてみたりして。

痩せた体でお風呂に浸かりながら、いつもご自身の言葉で意思を伝えてくださったMさん。

いろんな覚悟が出来ているMさんだからこそできたケアだと思っています。Mさんの胸を借り、訪問看護を進める。

支援する側でありながら、ある一面では、私たちがMさんに支えられていたのです。最期までそんな関わりになりました。

私たちは、本当に本当に、Mさんのことが大好きでした。

「その人らしく生きる」

当たり前のように思える言葉ですが、決してそうではありません。

とりわけ、訪問看護を必要とする利用者さまは、病気を患い、心が疲弊しておられますから、本当の「その人らしさ」に近付くことは大変難しい作業です。

ただ普段どおりに、いつも築いている人間関係を構築していけばいいだけなのですが、それを許してくれない現状があります。

残された時間が限られていると、胸に焦燥感が募ります。

加えて考えなければならないことは、医療人としての役割や責任、生活のこと——これはお金のことや家族関係のこと、過去の問題など本当にさまざまです。

この複雑で煩雑《はんざつ》な情報と医療の妥当性、そしてご本人たちの思い。いったい、どうすればいいのでしょう。何が正しいのでしょうか。

さあ、整理と優先順位の組立作業が始まります。これこそが、私たち訪問看護師が最初にぶつかる、そして最大のミッションのように思います。

今後、ＡＩ化が進み、利用者さまの情報をすべて入れられるデータベースができたとしたら。

たしかに楽にはなるでしょうけれど、それは妥当なのでしょうか。

コンピューターによる顔認識、そこに血の通った思いやりは生まれるのでしょうか。

誰かがその方の目を覗き込み、心を汲んで、

「何か困っていることはない？」

「大丈夫なの？」

と声をかける以上の効果が発揮されるのでしょうか。

利用者さまの言葉が本心かどうか、ＡＩが数値化でもして見極めてくれるのでしょうか。

果たして、それが正解なのでしょうか。

私はそうは思いません。


信頼関係を構築していく時間。

ただ会話する、そのことこそが、癒やしと頭の整理につながっていく。

私は、この作業は同じ時代を生きている〝心〟を持った私たちにしかできな

いことだと考えています。

人は、人とのつながりの中で生きています。

最後に人を救うのは、専門知識ではなく、心だと思うのです。

Mさんのケースのように〝その人らしさ〟を見つけ、最期まで〝その人らしく〟支援できる看護師さんが増えることを、心から願っています。

# 第5章

# 本当に臨む理想の死に方

## これまでの終末期、これからの終末期

在宅で最期を迎えられる方々が増えてきました。

厚生労働省の調査によると、高齢者のおよそ6割が住み慣れた場所で暮らしたいと考えているという結果が出ています。

病院という施設の中ではなく、生まれ育った自分の家で最期を迎えたいと思うのは自然なことではないでしょうか。


2025年には団塊世代が75歳以上となり65歳以上の高齢者が3657万人に達するとされ、2025年問題とも言われています。

そのため国は、社会保障費の増加を抑えるために、できる限り病院から在宅へ患者さまを移していこうとしているのです。

これから確実に在宅での看取りのニーズは拡大していくでしょう。

しかし、在宅で看取りを行うためには、ご本人そしてご家族を支える周囲のサポート体制を充実させていく必要があります。

終末期に直面している本人はもちろんですが、介護をするご家族も「本当に大丈夫だろうか」と大きな不安を抱えていらっしゃいます。

時には現実を受け入れられない方もいらっしゃるかも知れません。

ご本人、そしてご家族も最期を迎える準備が必要なのです。

このように、病院ではなく自宅で最期を迎えたいという方を支え、ご家族の心の準備やご家庭でのサポートの仕方を理解していただくことも訪問看護師の役割です。

さらに訪問看護師は、自宅で安らかに最期を迎えることができるようなケアを提供する必要があります。

ＡＤＬや食事・病状など状態の変化に合わせ、苦痛が軽減できる方法はないか、導入できるサービスはないかなど様々な視点から利用者さま・ご家族をサポートします。

そのためにもかかりつけ医・病院・他職種との連携が非常に重要となるのです。

病院での看取りを経験したことがある方、身内の看取りを経験したことがある方は亡くなってから〝悲しむ間もない〟と言われる理由が分かると思います。

亡くなった後、病院でゆっくり故人と別れを惜しむことは難しいのが現状です。

葬儀場の手配や親戚への連絡、決めなければならないことなどがたくさんあります。

そういった〝やらなければならないこと〟が先行し、気持ちがついていかないというご家族の方をたくさん見てきました。

在宅での看取りは心の準備や終末期という現状と向き合う時間を十分に作ることができます。

また、看取り後に必要なことも訪問看護師をはじめとするスタッフがサポートすることで、〝やらなければならないこと〟に振り回されずご家族が故人と十分にお別れすることができるのです。

本来人間が健康に生きる場としての土台が、在宅にはあります。

健康というのは、身体だけのことを言うのではありません。

たとえ、身体機能が終わりかけていても心健やかに最期を迎えるためには、在宅という場は最適なのではないでしょうか？

家族だけで終末期を迎えることは、非常に難しいことです。

人が亡くなっていくという、今まで経験しなかったことを目の前にした時に心穏やかになれるわけがありません。

そんな時、訪問看護師がリードし一緒に最期を看取ることができれば、利用者さまご本人にとっても、また、そのご家族にとっても穏やかに最期を迎えることができるのです。

そのような穏やかな最期を迎えられたエピソードは、数えきれないほどあります。

今回は、その一部をご紹介します。

# 大往生

50代女性・看護師

訪問看護をするようになってはじめて、その人らしい最期の迎え方というものを考えるようになりました。

今でも忘れられないのがAさんです。訪問診療の先生が
「わしも将来、こんな死に方をしたいなぁ」
とおっしゃるほど、最後まで自分らしさを貫いた人生でした。

99歳のAさんは高血圧以外は持病らしきものがなく、お一人暮らしのお宅に訪問ヘルパーさんが入浴介助に来ていました。

お風呂の大好きなAさんの口癖は、
「血圧が190になってもお風呂に入る！」
「お風呂で死んでもかまわない！！」

これを聞いたヘルパーさんが怖がって入浴介助に入れなくなってしまい、りゅうじん訪問看護ステーションに依頼がきたのです。

病院なら入浴中止になるところですが、ご家族と訪問診療の医師、ケアマネさんも交えて相談した結果、Aさんのご希望を叶えてあげようということになり、訪問がスタートしました。

Aさんの生活は、どこまでもマイペース。

食欲旺盛なので、食事の時間になると手すり伝いに台所まで移動してしっかり食べます。

しかし、高齢で目が少し不自由なので、ご飯が落ちていても気が付きません。

うっかり床を歩くと、靴下にはご飯粒が…。


リハビリパンツの交換もなかなか大変で。

最近のものは性能が良いので、少々の尿が出ていても気づきません。

「汚れてるから取り替えるよ」

と言っても、

「まだ汚れていない！　これでいいんや！」

と何度怒られたことか。

ある日のこと、

「こんにちは、りゅうじんです」

と玄関を開けると、ん？　大きなおはぎ…？

なんと、そこは立派な便がドン！と落ちていたのです。

玄関脇にあるトイレの便器にはふき取った跡があって、

「自分なりに綺麗にされたんだな」

と心の中で苦笑いをしながら、便を片付けました。


大好きなお風呂も、とにかくマイペース。

アツアツのお風呂に20分間、目をつぶってじっと浴槽の中に座っています。

お湯がぬるいと「今日はぬるいな！」と言いますが、耳が遠いので会話はなし。

夏場の浴室はサウナ状態で、もう我慢大会さながら。
やっと浴槽から出たら、体を洗って、もう一度浴槽に入ります。
かなりの難聴なので、大声で
「そろそろ出ましょうか！」

と言っても、首を横に振って、

「まだ！！」


結局しっかり60分入浴するので、お風呂上りはもうフラフラです。転ばないように介助しながらベッドに戻り、Aさんが準備した服を何枚も着せてベッドに横になると、

「今日もありがとう！」

と、ひとこと言って爆睡。

「あー、今日も無事に終わってよかった！」と、ほっとしながら後片付けをしました。

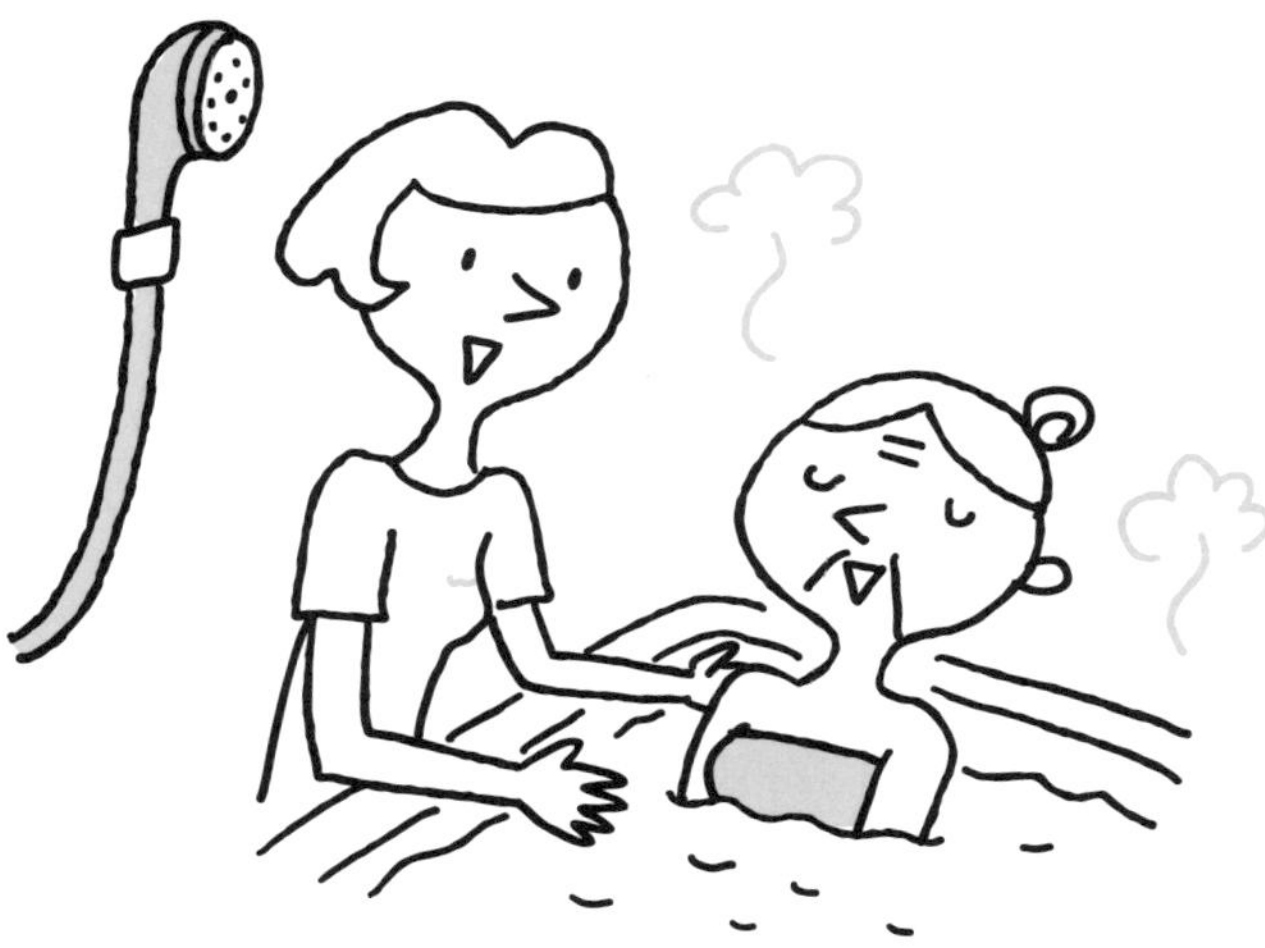

そんなAさんも、1月に100歳の誕生日を迎える頃から浴室への移動が困難に。

「いつまで入れるのかな？」

と心配していたところ、お風呂で気を失ってしまいました。

幸いにすぐに意識が戻り事なきを得ましたが、さすがのAさんもその週はお風呂に入りませんでした。

しかし、次の週にはケロッとして、

「先週お風呂に入ってないし、今日は入る！」

と着替えの準備をしています。

お風呂で死んでもかまへんと言われているので、入浴をやめるわけにはいきません。それ以来、ドキドキの入浴介助が始まりました。

4月になると、Aさんもとうとう、

「今日はしんどいし、風呂はやめとく」

と言うようになり、次第に回数が減ってきました。

お風呂につかる時間も短くなり、浴室移動も全介助です。

浴槽を跨ごうとしても、もう足が上がらなくなり、5月にはついにお風呂に入れなくなりました。


ベッドから自力移動ができなくなり、食事介助に。

食事は何とか入っていましたが、食事以外は寝ています。

おむつ交換や着替えもされるがままで、怒られることもなくなってしまいました。

呼びかけにも時々うっすら目を開けてうなずく程度になり、娘さんや往診の先生とも相談した結果、100歳という年齢を考えて入院はせず、自然に任せることになりました。

【5月9日　定期訪問】

「こんにちは、今日はお風呂の日だよ」と声をかけると、「今日はやめとく！」と、目をつぶっています。

【5月13日　定期訪問】

往診もあり、内服中止。

娘さんが声をかけるとお返事はされますが、口からはほとんど何もとれていません。

【5月14日】

娘さんが様子を見に行くと、穏やかな表情でよく眠っています。

呼びかけすると、お返事がありました。
その数時間後に訪問した際、「寝ているのかな?」と思ってよく見ると呼吸が止まっていました。いつもの入浴後の寝顔と同じ、安らかな表情を浮かべて。
こんなふうに、最後までその人らしい大往生を見届けられるのは、訪問看護だからこそ。

病院のように、心電図モニターや酸素マスクが装着されていたり、点滴の針が入っていたりすることなく、自宅で自分らしく過ごして、安らかに最後のときを迎えることができます。

その大切な時間に寄り添える訪問看護は、私の天職だと感じています。

おまけ

# 薬に頼らない医療の根本の考え

## 薬の実態

りゅうじん訪問看護ステーションの基本的な考え方は、医療に頼り過ぎないことです。

戦後、欧米の医療が輸入されてきて、一気に西洋医学が日本の医療のスタンダードになりました。

先にも少しお話ししていますが、西洋医学は患部を切除したり投薬を行ったりするため、即効性があるなどメリットもあります。

しかし、なんでも完璧はありません。

たとえば、薬には副作用があります。

その事は広く知られているにもかかわらず、在宅へ訪問しているとご高齢のお宅には、大きな紙袋にパンパンに詰められた大量の薬が置かれていることがしばしばあります。

そんな多量な薬をみるとやるせない気持ちになったりします。

また、こんなことを利用者さまからお聞きすることもあります。

「なんだか調子が悪くてね。でも、先生に相談したら、また薬を増やされるからね」

厚生労働省も、高齢者に処方されたポリファーマシーに対して問題視しており、2018年5月に高齢者の医薬品適正使用の方針にて減薬の流れを示しました。

高齢者は薬の成分が体外に排出されるまで時間がかかり、血中濃度が上がりやすく、薬による有害事象（ふらつき・記憶障害・せん妄・抑うつなど）が出現することもあるからです。

医療は大切です。でも行き過ぎるとご本人にとって望ましくない結果につながることもあります。

眠れない患者さまに眠剤を可能な限り処方しても、「また眠れなかった」「追加眠剤をください」という状況をよく目にします。

一人で暮らす孤独感や不安感に耐えられず眠れない方、昼寝をして昼夜逆転している方、痛みで眠れない方など眠れない理由は患者さまによって様々です。

「眠れない」を改善する方法は人によって違ってくるため、眠剤の処方だけでは改善が難しいこともあります。

西洋医学だけの医療システムでは、治療に限界を感じている患者さま・医療従事者が出てきていることも事実なのです。

りゅうじんは、行き過ぎた医療に疲れた利用者さまを支えられる、ホリスティックな思考を持った訪問看護ステーションでありたいと考えています。

近年医療の現場にアロマが取り入れられつつあるのをご存知でしょうか。西洋医学の治療での改善が難しいとされている疾患や症状に対して、アロマセラピーや東洋医学などを組み合わせ、西洋医学を補う形で取り入れている医療機関が増えてきています。

「西洋医学だけで治療する」「薬は使用せず伝統医療や代替医療で完治を目指す」といった偏った考え方ではなく、それぞれの良さを組み合わせ、利用者さまに合わせた治療やケアを行う統合医療に注目が集まっていることもその理由の一つです。

りゅうじん訪問看護ステーションでも、終末期の痛みを緩和するために処方された薬を使用しますが、アロマを取り入れたマッサージも行っています。アロママッサージによるリラクゼーション効果によって、不安や痛みによる緊張状態を少しでも緩和していただきたいという思いからこのようなサービスを取り入れました。

もちろん、終末期の方だけでなく肩こり・腰痛・頭痛などの症状を抱えた多くの利用者さまにご利用いただいております。

鎮痛剤などのように、痛みがすぐに消失するといった即効性はないかも知れませんが、施術を続けていただくことで症状が緩和されていくことを感じていただくことができます。

そして、看護スタッフが質の高いアロママッサージのサービスを提供できるように、アロママッサージの研修を導入しています。

「マッサージについて知識がなくて不安」というアロママッサージ未経験の看護師さんにも安心して働き始めていただくことができます。

さて、つぎのエピソードは当ステーションの看護師が自ら実践した薬だけに頼らない蕁麻疹の治療です。

このことは、彼女自身の訪問看護の指針にもなっています。

## 10年続いた蕁麻疹《じんましん》

40代女性・看護師

私は、花粉、スギ、ヒノキ、ブタクサ、ハウスダストなどによるアレルギー持ちで、蕁麻疹に悩んでいました。

最初の頃は、春から夏にかけて1種類の薬を飲むだけで治まっていました。しかし、徐々に治りが悪くなり、身体に蕁麻疹が出たまま仕事をするようになっていました。

薬が効かないと皮膚科に行くと、薬がひとつ追加されます。それを繰り返しているうちに、4種類ほどの薬と頓服を飲むようになっていたのです。

薬を飲み始めたころは、頭がボーっとしたり、身体がシャキッとしなかったり。何だか身体がおかしい、と感じてはいたものの、「仕事があるから」という気持ちから飲み続けていました。

薬に依存していると感じ始めたころ、夫の転勤が決まりました。転勤がある会社だとは聞いていましたが、突然のことで頭が真っ白になりました。とはいうものの、あと1ヶ月で大阪を離れなければいけません。家探し、子どもの転校手続き、引っ越し作業と毎日がバタバタです。

まだ子どもが幼いため、辞令が出たら夫について行くと決めていたものの、不安だらけです。引っ越し先に馴染めるか、子どもが学校に馴染めるか。なかでも、仕事と子育ての両立ができて居心地のよかったりゅうじん訪問看護ステーションを辞めることは、私にはとても大きな出来事でした。

あっという間に引っ越して1週間が過ぎた頃、ようやく落ち着いてきたので蕁麻疹の薬をもらうため受診しました。

診察代と薬代で4000円。

私の収入がなくなったため、かなりのダメージです。

4000円あれば、子どもの新学期準備にも回せます。


薬を止めても改善した人たちを、りゅうじんで見てきました。

今の私には時間がある。

「薬に依存していたんだ。自分で治そう!」

と、薬を飲まないことに決めたのです。


**【1日目】**

昼間は、少しくらい身体が痒くても気になりません。

「薬を止めたんだから、ブツブツが出ても仕方ない」

とはいうものの、夜は痒みがひどく気になります。眠いのに、痒くて眠れない。

1日目だからしょうがない、と自分に言い聞かせていました。

【2日目】

まだ痒みは残っています。

そんなとき、引っ越してから便秘になっていることに気づきました。水分や野菜を摂らなきゃ。そんなことを考えていたら、痒みは忘れていました。

問題は夜です。

痒くて仕方がない。今夜も眠れないのか…

頭の中は痒さのことでいっぱい。あちこちにかき傷ができてしまい、どうなるんだろうと不安になりました。

そんなとき、りゅうじんで学んだ「ナチュラルメディスン」を思い出しました。バランスの良い食事こそ健康の秘訣。

昼間、便秘に気づいたこともあり、

「こんなことで負けていられない」

と、痒みに耐えたのでした。


【5日目】

ナチュラルメディスンにのっとった食生活を心がけているものの、痒くて眠れない夜が続いています。

「そろそろ限界かな。ゆっくり眠りたい」

と思っていたのですが、この日はあまり気になりません。

とりあえず薬には手を伸ばさず、このまま休もう。


【6日目】

今日も長い夜が始まるな…

と思った矢先、蕁麻疹が少なくなっていることに気づきました。

「いけるかも！」

目の前が明るくなった気がしました。

そう感じてから、夜の痒みは気にならなくなり、熟睡できるようになりました。


**【その後】**


顔、まぶたまで腫らしていた蕁麻疹は、あっという間に消えました。

嘘のように皮膚がきれいになったのです。

夏になれば出てくるかも、と心配しましたが、全く見られないまま今日に至っています。

一生飲まないといけない、と感じていた薬を止めることができたことは、新天地での生活にも自信を持たせてくれました。

りゅうじんで学んだナチュラルメディスン、利用者さまが改善していく姿を見せてくださっていたことが、10年続いた蕁麻疹と別れるきっかけになったと感じています。

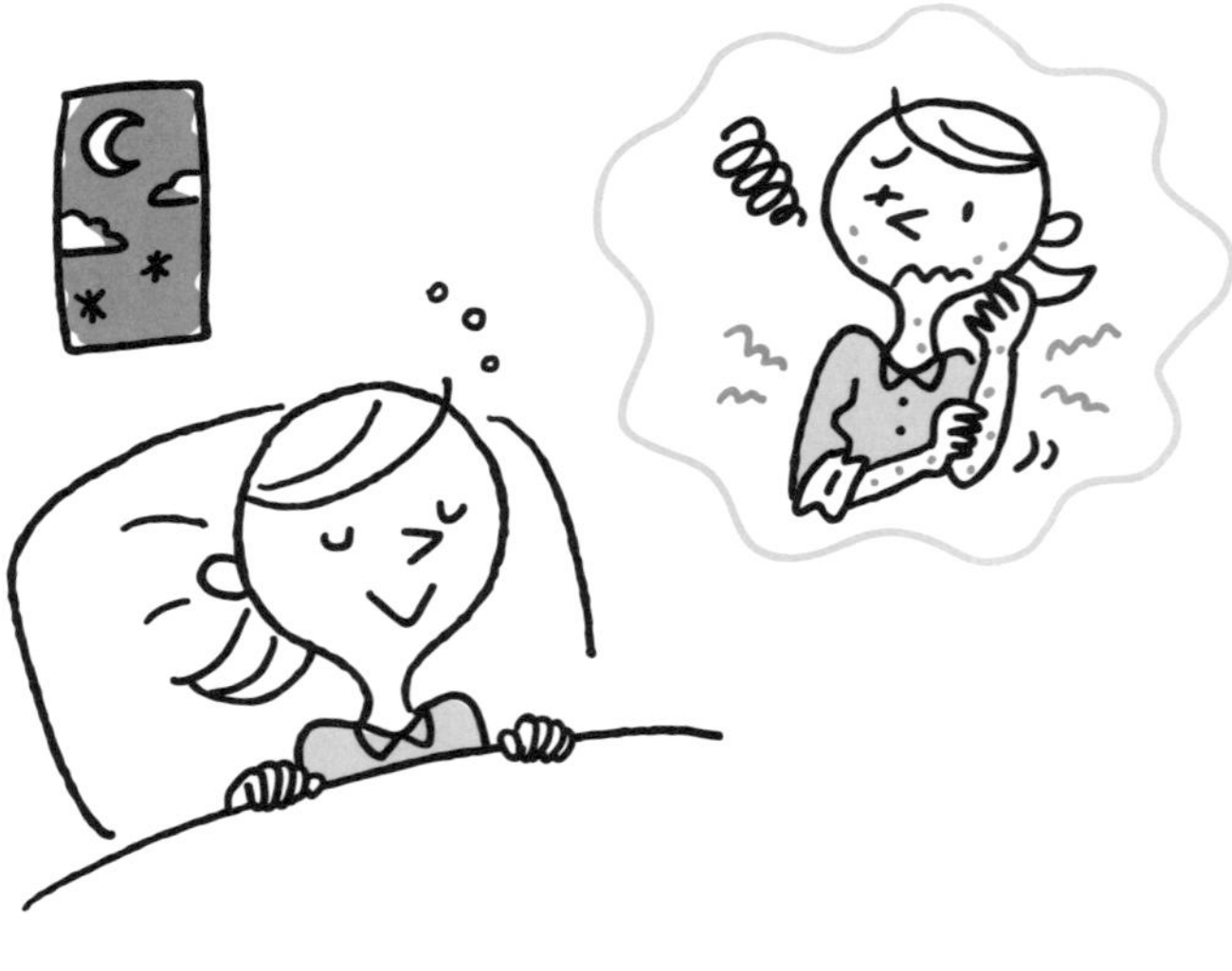

# おわりに

2019年7月、スタッフの方々の奮闘記を読んで、嬉しさと暖かさを感じ、感動しています。

よくぞここまで育ってくださったなぁ、と誇らしくもあります。

訪問看護事業は矛盾の連続です。世のため、人のため、ご病気の方々のため、身を粉にして働くのが仕事だと思います。

しかし、事業は身を粉にして働いても、利益を上げないことにはやっていけません。利益が上がらなければ会社の存在は無いのです。

この大きな矛盾に立ち向かうように、12年前りゅうじん訪問看護ステーションを発足させました。

どこかに私の思うような会社があったらよかったのですが、探しても見つけられませんでした。

〝理想は現実とは違う〟という誰かの言葉が頭の中をいっぱいにします。

いやいや、〝理想を現実にすることこそが私の使命である〟と奮い立ちます。

ならば、0《ゼロ》からやるしかありません。りゅうじんを作る2年前に、10年療養しておりました父が亡くなりました。さらにその1年後、12年もの間、経営とは経済とは何かを教えてくれた師匠が亡くなりました。

人は亡くなって、初めて気がつくことがあるようです。

生きている時は病気の身体を抱えそれどころじゃなかったけど、亡くなり、その身が軽くなることで、この人生において学んだことを改めて、その人生を共に生きた私たちに伝えてくれます。

その人と別れたくない、辛い、と泣けば泣くほど、伝えてくれることに気づくことができます。伝えられて行動までできる人は沢山いません。が、勇気を持って行動します。

この気づきが、今のりゅうじん訪問看護ステーションの原動力になりました。
若さがエネルギーになり、勇気を持って行動できました。

今まで、何千という患者さまに関わりました。
亡くなるまで看取った方も、味方になってくださっています。

りゅうじんの名前は、りゅうじんさまからいただいています。
神さまは見えない存在です。でも、確かにおられます。
見えないからないんじゃない。見えないものの方が大事なこともある。
その見えないものの存在を大事に、この時代の本質を見て、さらに精進して参ります。

りゅうじんのスタッフの皆さん、

「良いことをすることは良いことだ」

「良いことを勧めるのは良いことだ」

「良いことを続けることは良いことだ」

という信念を持って頑張っていきましょう。


最後に、この本を作るためにご尽力いただきました関係者の皆さま、本当にありがとうございました。

今後ともりゅうじん訪問看護ステーションをご支援いただきますよう、お願い申し上げます。

漆﨑　伊智代

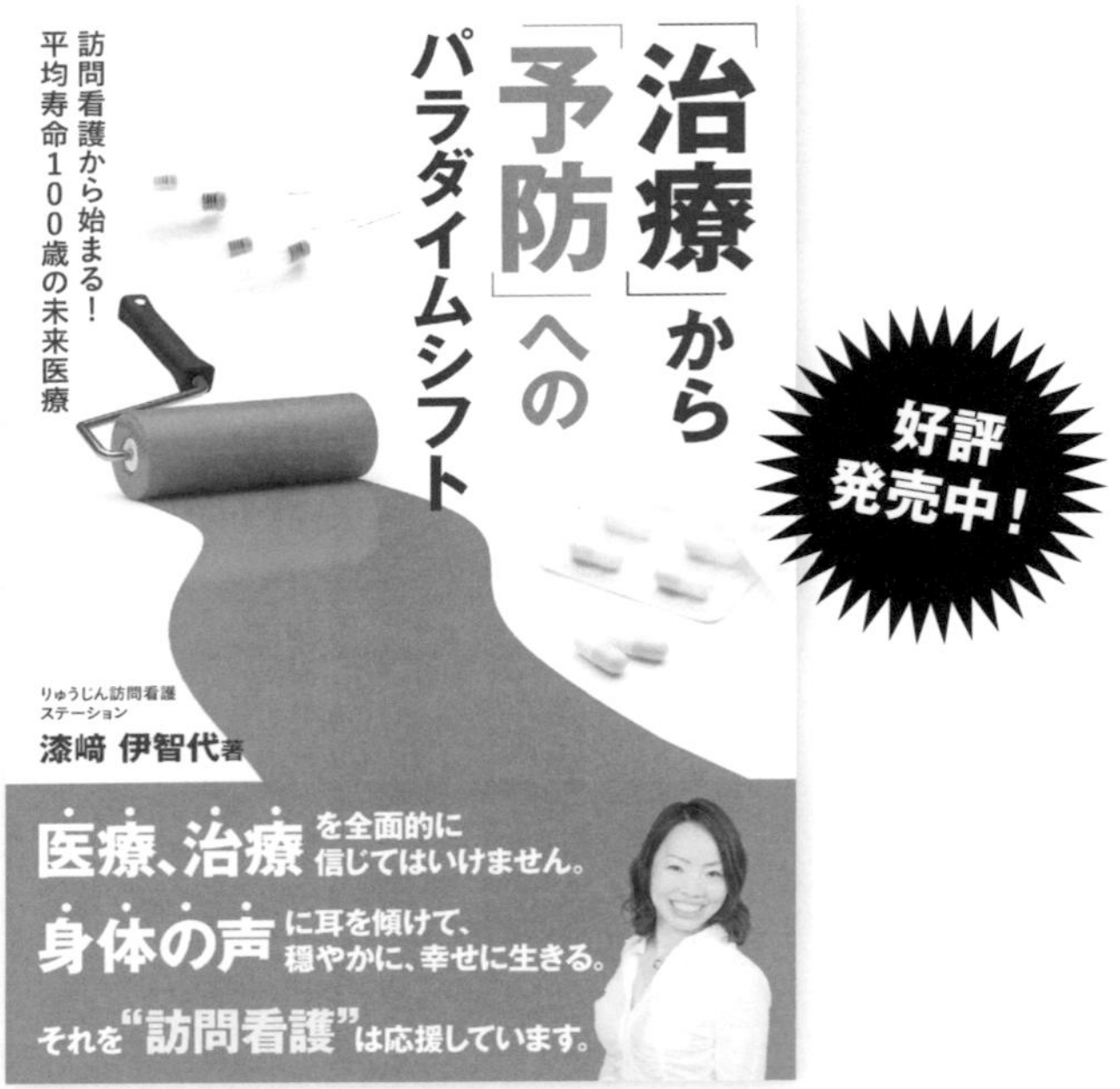


## 免疫学の権威・安保徹先生へのオマージュ

全国で訪問看護ステーションを経営する看護師社長が安保徹先生直伝の理論をもって、「病気になることとは？」「病気を治すこととは？」を明快に解説する。

自分の家で看護師と一緒に病気を治す。健康に寿命を全うする方法を発表します！

在宅で介護を受けている人、している人。老後、在宅での生活に不安を持っている人。在宅医療に興味を持っている看護師の人。

さまざまな方々に読んでいただきたい一冊です！

看護師たちに
知ってほしい！

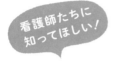

訪問看護スタッフと利用者さまの

# 心温まる物語

2019年11月1日　第1刷発行
2020年 2月1日　第2刷発行
2020年 8月1日　第3刷発行
2022年 2月1日　第4刷発行

監　修　漆﨑　伊智代
発行者　株式会社地球出版
発行所　〒530-0021
大阪府大阪市北区浮田1-2-3
サヌカイトビル301